Barbara Reik

TAI CHI für zwischendurch

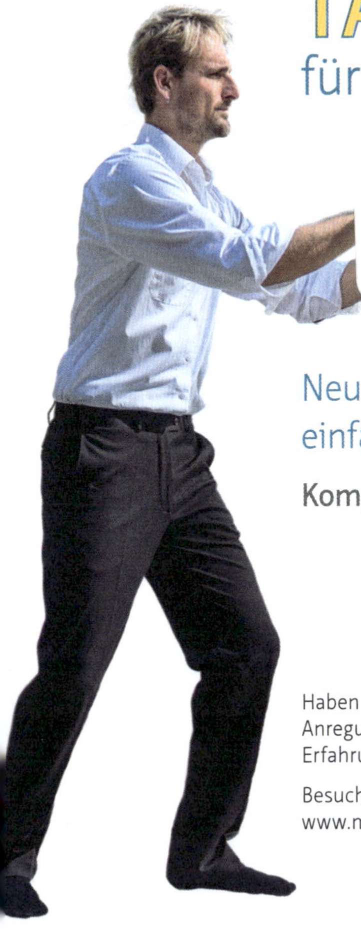

Neue Energie durch einfache Übungen

Kompakt-Ratgeber

Haben Sie Fragen an den Mankau Verlag?
Anregungen zum Buch?
Erfahrungen, die Sie mit anderen teilen möchten?

Besuchen Sie unsere sozialen Netzwerke:
www.mankau-verlag.de/forum

Impressum

Bibliografische Information der Deutschen Nationalbibliothek
Die Deutsche Nationalbibliothek verzeichnet diese Publikation in der Deutschen Nationalbibliografie; detaillierte bibliografische Daten sind im Internet über http://dnb.d-nb.de abrufbar.

Barbara Reik
Tai Chi für zwischendurch. Neue Energie durch einfache Übungen
Kompakt-Ratgeber
ISBN 978-3-86374-377-2
3. aktual. Aufl. 2024 (1 2 · 2017 2020)

Mankau Verlag GmbH
D-82418 Murnau a. Staffelsee
Im Netz: www.mankau-verlag.de
Internetforum: www.mankau-verlag.de/forum

Redaktion: Redaktionsbüro Diana Napolitano, Augsburg
Endkorrektorat: Susanne Langer-Joffroy M. A., Germering
Cover/Umschlag: Andrea Barth, Guter Punkt GmbH & Co. KG, München
Layout: X-Design, München
Satz und Gestaltung: lydiakuehn.de, Aix-en-Provence, Frankreich
Energ. Beratung: Gerhard Albustin, Raum & Form, Winhöring

Bildnachweis:
© **Renate Schultze, Uhingen:** Umschlag (U1, U2) und Innenteil

© **Sandra Zagora:** 119

© **Fotolia:** 4, 5, 18: EastWest Imaging; 7: stockWerk; 13: Peter Hermes Furian; 85–87: Gulien Diavel

Druck: Westermann Druck Zwickau GmbH, Zwickau/Sachsen

MIX
Papier | Fördert gute Waldnutzung
FSC® C110508
www.fsc.org

Hinweis für die Leser:
Die Autorin hat bei der Erstellung dieses Buches Informationen und Ratschläge mit Sorgfalt recherchiert und geprüft, dennoch erfolgen alle Angaben ohne Gewähr. Verlag und Autorin können keinerlei Haftung für etwaige Schäden oder Nachteile übernehmen, die sich aus der praktischen Umsetzung der in diesem Buch vorgestellten Maßnahmen ergeben. Bitte respektieren Sie die Grenzen der Selbstbehandlung und suchen Sie bei Erkrankungen einen erfahrenen Arzt oder Heilpraktiker auf.

Vorwort

Tai Chi und Qi Gong zwischendurch? Ja, Sie haben richtig gelesen, und Sie haben recht: Dies ist ein Widerspruch in sich. Tai Chi und Qi Gong ist nun wirklich nichts, was man so geschwind zwischendurch oder nebenher machen kann, wie ein Fast-Food-Menü verschlingen oder mal kurz die Augen schließen. Der Duden erklärt »zwischendurch« als »zwischen zwei zeitlichen Markierungen«. Und genau da befinden wir uns mehrmals täglich. Wir könnten nun etwas »nebenher« machen, auch so eine Art von »zwischendurch«, aber dies ist hier nicht gemeint. Es geht vielmehr darum, nicht zwei Dinge gleichzeitig zu tun: nicht mit dem Körper in der Pause und mit dem Kopf bei der Arbeit zu sein.
In diesem Buch bedeutet »zwischendurch«: Zwischen zwei Angelegenheiten durch und durch im Augenblick sein! Das Berufsleben, das Studium, die Ausbildung, der Sport stellen an uns permanent große Herausforderungen. In der begrenzten Zeit zwischendurch können Sie neue Energie tanken, um dem Alltag wieder gewachsen zu sein. Tai Chi und Qi Gong erfordern Ihre ganze Aufmerksamkeit, Ihre ganze Konzentration und Ihr ganzes Körpergefühl. Und genau deshalb bieten Tai Chi und Qi Gong eine sehr gute Möglichkeit, zwischendurch mal zu entspannen und zu regenerieren!

Ihre Barbara Reik

Inhalt

Vorwort 3
Einleitung 6

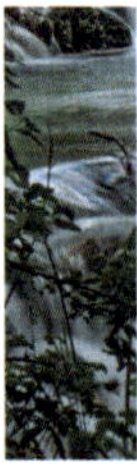

GRUNDLAGEN 9

Theorie und Begriffe 10
Die Bedeutung von Tai Chi, Qi Gong und Jin Shin Jyutsu® 10
Die fünf Elemente oder Wandlungsphasen 11
Das Meridiansystem 12
Die Handhaltungen aus Tai Chi und Qi Gong 15
Die Monade 16
Wenn sich Ost und West verbinden 17

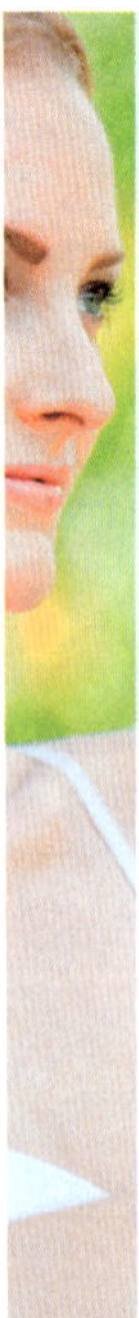

PRAXISTEIL 19

Wie übe ich richtig? 20
So starten Sie richtig 20
So atmen Sie richtig 21
So stehen Sie richtig 22
So bewegen Sie sich richtig 24
So sitzen Sie richtig 25
So spüren Sie richtig 25

Die Vorübungen 28
Kommen Sie zur Ruhe! 29
Vorübung 1: Kurzes Meridianklopfen 30
Vorübung 2: Glühbirnen einschrauben 32
Vorübung 3: Den Ärger wegschieben 33
Vorübung 4: Einfach loslassen 34
Vorübung 5: Die Beine lockern 35
Vorübung 6: Kleine Beinkreise 36
Vorübung 7: Große Beinkreise 37
Vorübung 8: Arme schwingen 38
Vorübung 9: Die liegende Acht 40
Vorübung 10: Auf der Stelle gehen 42

Die Basisübungen 43
Basisübung 1: Ausdehnen und Zusammenziehen 44
Basisübung 2: Öffnen und schließen 46
Basisübung 3: Im Fluss sein 48
Basisübung 4: Steigen und Sinken 50

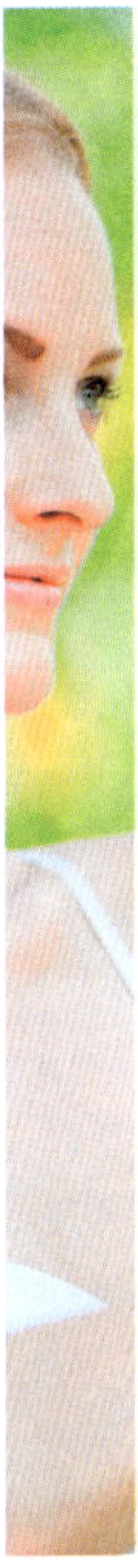

Die Übungen des Tai Chi Qi Gong 52

Übung 1: Das Chi wecken 54
Übung 2: Den Brustkorb öffnen, um weitherzig zu werden 56
Übung 3: Den Regenbogen schwingen 58
Übung 4: Die Wolken teilen 60
Übung 5: Rudern über den See 62
Übung 6: Die Fäuste ballen und stoßen 64
Übung 7: Der gelbe Drache 66
Übung 8: Unartige Kinder treten mit dem Fuß 68
Übung 9: Wie eine Wildgans fliegen 70
Übung 10: Die Welle schieben 72
Übung 11: Den Chi-Ball prellen 74
Übung 12: Die innere Kraft auf das Dantien lenken 76
Übung 13: Das Qi in den Körper füllen 78
Übung 14: Die Wolkenhände 80

Die Form der fünf Elemente 85

Die gesundheitliche Wirkung der Elemente 86
Die Entsprechungen der fünf Elemente 88
Übung 1: Der Anfang – Das Chi wecken 90
Übung 2: Das Wasser-Element 92
Übung 3: Das Holz-Element 94
Übung 4: Das Feuer-Element 96
Übung 5: Das Erd-Element 100
Übung 6: Das Metall-Element 102
Übung 7: Der Schluss – Zum Himmel öffnen 106
Zusammenfassung 108

Hilfe zur Selbsthilfe: Jin Shin Jyutsu® 110

Die Energietore auf der Körpervorderseite 113
Die Energietore auf der Körperrückseite 114
Die Fingergriffe 116

Schlussbemerkung 118
Danksagung 119
Infoservice 122
Register 125

Einleitung

Dieses Buch wird Ihnen Entspannung und Regeneration mit dem Wissen aus dem »Reich der Mitte« vermitteln. Ich schreibe bewusst nicht aus China und Japan, sondern ich wähle den alten Begriff: Reich der Mitte. Denn »in unserer Mitte zu sein«, das wünschen wir uns, wenn der Tag uns zu viel abverlangt, wenn wir nicht über die Runden kommen, es einfach nicht schaffen; wenn wir das Gefühl haben, neben uns zu stehen. Dann suchen wir unsere Mitte, unser Zentrum, aus dem heraus wir sicher agieren können.
Dieses Wissen, das uns weiterhelfen kann, beschreibt Prof. TCM (Univ. Yunnan) Li Wu in seinem *Buch der Chinesischen Heilkunst* so:

»**Tai Chi** hilft dabei, zu Ruhe und Ausgeglichenheit zu finden. Das regelmäßige Training stärkt Sehnen, Muskeln, Knochen und Gelenke. Auch bei Rückenbeschwerden und Bandscheibenvorfällen wirken die Übungen lindernd und stabilisierend. Darüber hinaus stärken die Übungen den Gleichgewichtssinn, das Immunsystem, Herz und Kreislauf sowie die Verdauung. Sie wirken blutdrucksenkend, helfen bei Angstzuständen und Depressionen und lindern Stressfolgen.

Als ganzheitliches Übungssystem stärkt **Qi Gong** den Menschen innerlich und äußerlich. Man wird ruhiger, konzentrierter und fühlt sich zugleich leicht und beschwingt. Ihr Geist sammelt sich, Sehnen und Knochen werden gestärkt und Ihre Haut besser durchblutet. Zudem werden die Funktionen von Herz und Kreislauf sowie die Verdauung gefördert, und die Regeneration des Körpers wird angeregt.«

Jin Shin Jyutsu®: Durch ein gezieltes Auflegen der Hände kann jeder Mensch seine Lebensenergie harmonisieren und seine Gesundheit stärken. In Verbindung mit Tai Chi und Qi Gong ist dies eine ideale Möglichkeit, in kurzer Zeit wieder in Harmonie mit sich selbst zu kommen.

Dieses Buch wird Ihnen dabei helfen, dass Sie all diese Vorzüge nun täglich in Ihr »Zwischendurch« packen können!

Dem Wasser-Element sind Niere und Blase zugeordnet.

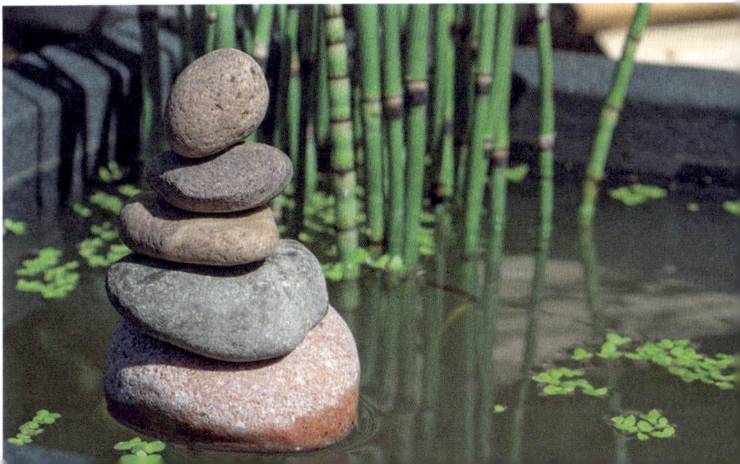

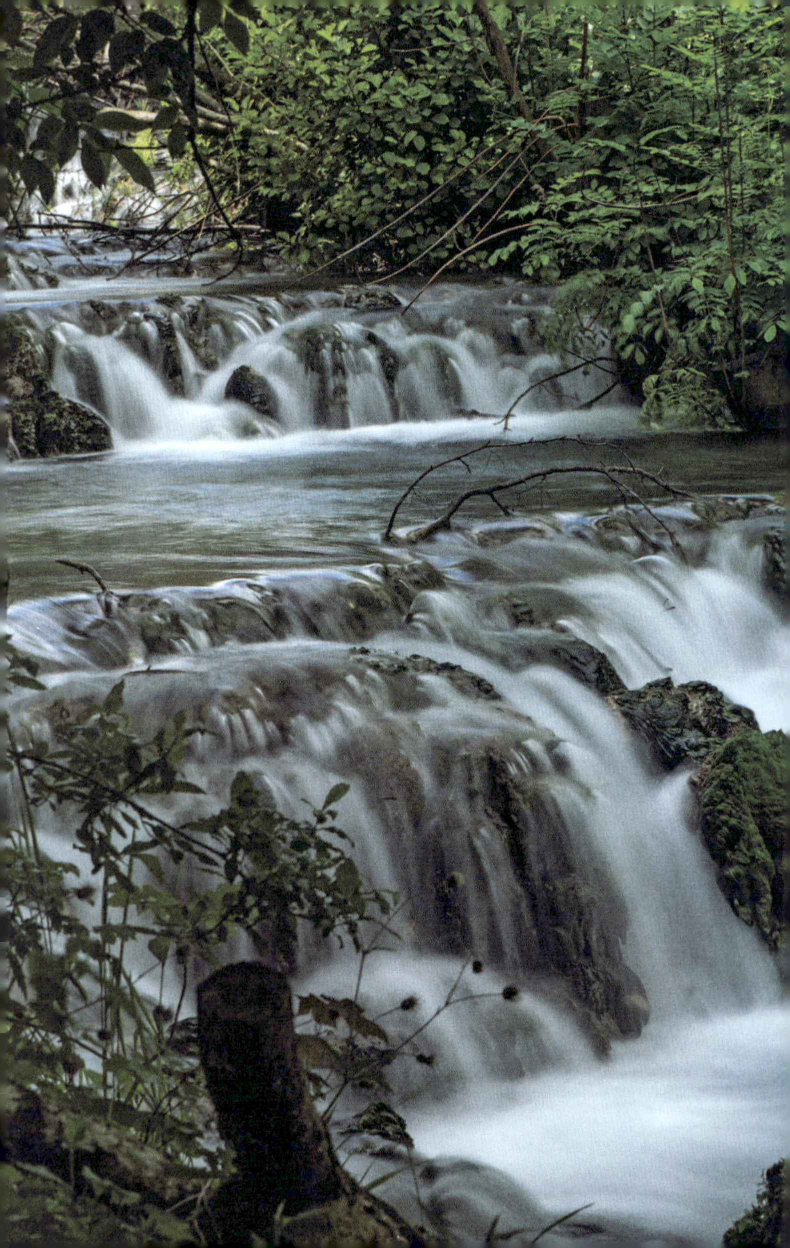

GRUNDLAGEN

Wenn Sie zu den Menschen gehören, die nicht viel freie Zeit haben, finden Sie auf den folgenden Seiten wichtige Grundlagen. Diese werden Ihnen helfen, schneller den Sinn der Übungen zu verstehen und Ihre Körperwahrnehmung von Anfang an in die richtige Richtung zu lenken. Das Lesen der nächsten Seiten erspart Ihnen also die chinesische Didaktik: Der Schüler soll üben, bis er versteht, worum es geht. Sie werden mit Üben beginnen, wenn Sie informiert sind, worum es geht. Dies spart Zeit und bringt Ihnen schneller ein Erfolgserlebnis. Also: Bitte überblättern Sie die folgenden Seiten nicht!

Theorie und Begriffe

Die Bedeutung von Tai Chi, Qi Gong und Jin Shin Jyutsu®

Tai Chi Chuan oder Tai Ji Quan (die höchste Form des Faustkampfes) wurde im 12. Jahrhundert als innere Kampfkunst zur Selbstverteidigung von dem taoistischen Mönch San Chang Feng entwickelt. Heute werden seine sanften, harmonischen und meditativen Bewegungsabläufe in erster Linie zur Entspannung und Regeneration eingesetzt. Deshalb wird auf den Zusatz *quan* (= Faust) verzichtet.

Qi Gong ist wesentlich älter und eine der Säulen der Traditionellen Chinesischen Medizin (TCM). Es bedeutet: die Arbeit oder Pflege der Energie. Diese Vielzahl von Übungen wird zur Gesunderhaltung, zur Vermehrung des Qi und zur Beruhigung des Geistes ausgeführt. Es gibt viele unterschiedliche Übungsreihen. »Die 18 Bewegungen des Tai Chi Qi Gong« sind eine relativ leicht erlernbare Reihe zur ganzheitlichen Regulation von Körper, Geist und Seele.
Das Qi wird oft als Lebensenergie bezeichnet. Man könnte aber auch auf den alten Begriff »Odem« aus der Bibel, Psalm 150 Vers 6, zurückgreifen: »Alles, was Odem hat, lobe den Herren.« Das stellt klar: Alles, was Odem oder Qi hat, lebt.

Jin Shin Jyutsu® wurde Anfang des 20. Jahrhunderts von dem Japaner Jiro Murai entwickelt. Es wird auch als die Heilkunst des sanften Handauflegens oder als »japanisches Heilströmen« bezeichnet. Es basiert auf der Kenntnis um die 26 Energietore und den Energiefluss im menschlichen Körper. Zur Ausführung der Methode brauchen Sie nur Ihre Hände, das Wissen um diese 26 Energietore und Ihren Atem.

Die fünf Elemente oder Wandlungsphasen

In der TCM gründen alle Aspekte des Lebens auf der Lehre der fünf Elemente. Dabei handelt es sich um die Naturkräfte Wasser, Holz, Feuer, Erde und Metall. Diese sind untereinander verbunden und stehen im Zusammenhang mit den Jahreszeiten, den Emotionen, den Organen, dem ganzen Leben. Dieses Wissen ist in Europa vor allem durch das Feng Shui bekannt geworden. In der Form der fünf Elemente werden nicht nur alle Organe harmonisiert, sondern auch die Emotionen.

Dem Holz-Element sind Leber und Gallenblase zugeordnet.

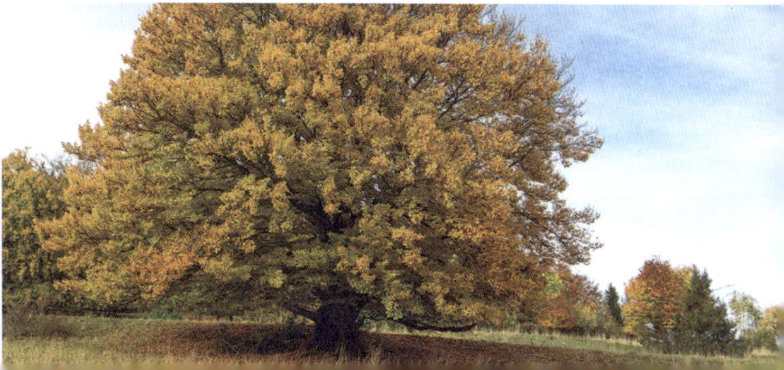

Das Meridiansystem

Unser Körper ist von einem unsichtbaren Meridiansystem durchzogen, in welchem unsere Energie, das Qi, fließt. Es ist wichtig, dass diese Energie frei und ungehindert fließen kann, denn nur dann fühlen Sie sich wohl und sind gesund. Ist der Qi-Fluss über längere Zeit gestaut oder blockiert, fließt zu viel oder zu wenig Energie, dann fühlen Sie sich unwohl und dies kann das Anzeichen für eine Krankheit sein. Das Meridiansystem besteht aus zwölf Hauptleitbahnen und acht Sonderleitbahnen. Hier die zehn wichtigsten Meridiane:

Der **Nieren-** und der **Blasenmeridian** sind dem Element Wasser zugeordnet und für ein gutes Gehör, feste Knochen, schönes Kopfhaar, das Gleichgewicht und einen starken Willen zuständig.

Der **Gallenblasen-** und der **Lebermeridian** sind dem Element Holz zugeordnet und kümmern sich u. a. um das gute Funktionieren der Sehnen und Augen. Ist diese Energie ausgeglichen, so zeigt sich das in Kreativität und Vitalität.

Der **Herz-** und der **Dünndarmmeridian** sind dem Element Feuer zugeordnet und für die Freude und das Lachen zuständig. Ist ihre Energie ausgeglichen, sorgt sie für Spontaneität und einen ausgeglichenen Blutdruck (Kreislauf).

Die Energie des Magen- und des Milzmeridians ist dem Element Erde zugeordnet und verantwortlich für das Bindegewebe, den Stoffwechsel und die Verdauung. Ist sie gut im Fluss, drückt sie sich in Sympathie und Harmonie aus.

Der Lungen- und der Dickdarmmeridian sind dem Element Metall zugeordnet und sorgen für einen langen Atem und die Entgiftung über die Haut und die Atmung. Ist ihr Fluss ausgeglichen, zeigt sich dies in Optimismus und schöner Haut.

Die Meridiane

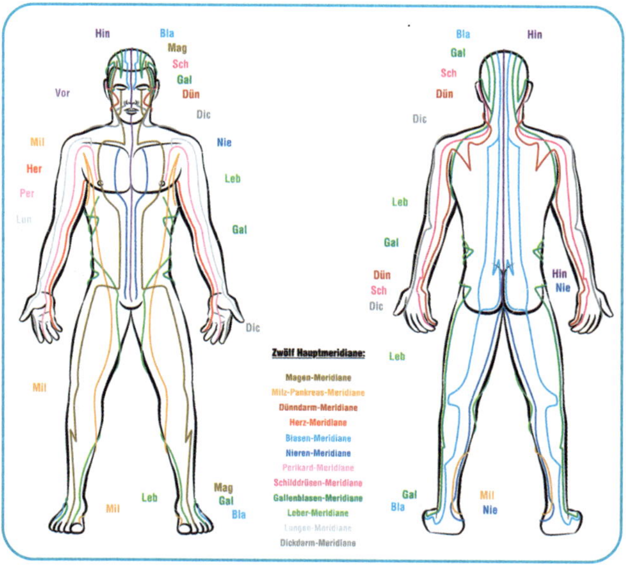

Bai Hui bedeutet »Himmelstor« oder »Scheitelpunkt«. Er befindet sich am höchstgelegenen Punkt des Scheitels. Der Tai-Chi/Qi-Gong-Übende stellt sich vor, über diesen Punkt mit einem seidenen Faden mit dem Himmel verbunden zu sein und gelangt so in einen aufrechten Stand.

Dantien (andere Schreibweisen: Dan Tian oder Tan T'íen) bedeutet »das Energie- oder Zinnoberfeld«. Hier wird feine Körperenergie gespeichert. Man unterscheidet drei Bereiche:
Oberes Dantien: im Bereich des dritten Auges, zwischen den Augenbrauen.
Mittleres Dantien: in der Mitte des Brustbeins.
Unteres Dantien: ungefähr zwei Fingerbreit unterhalb des Nabels im Körperinneren. Wenn der Begriff »Dantien« in diesem Buch erwähnt wird, ist immer das untere Dantien gemeint.

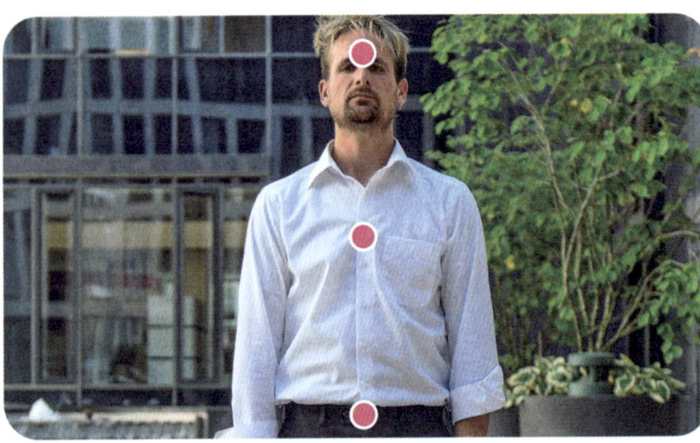

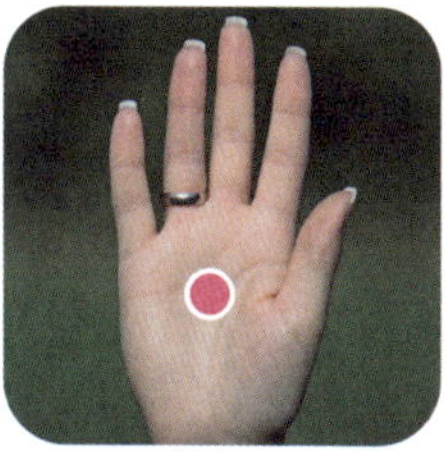

Der **Lao-Gong-Punkt** bedeutet »der Palast der Arbeit« und ist ein wichtiger Kreislaufpunkt, der in der Mitte der Handfläche liegt. Von der Funktion her ist er stark energieaufnehmend.

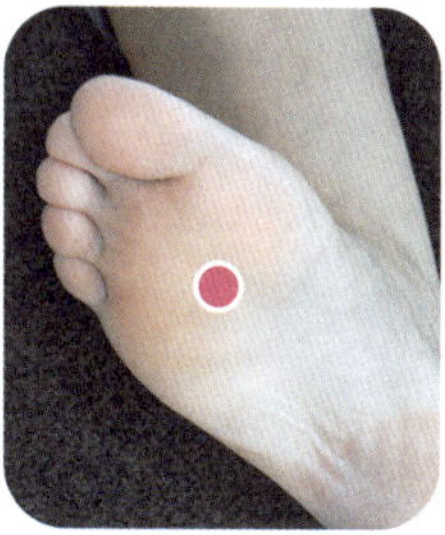

Yong Quan bedeutet »der sprudelnde Quell« und ist auch bekannt als »Niere 1«, also als Anfangspunkt des Nierenmeridians. Er liegt in der Mitte der Fußsohle zwischen den Fußballen, nach dem ersten Drittel des Fußes.

Die Handhaltungen aus Tai Chi und Qi Gong

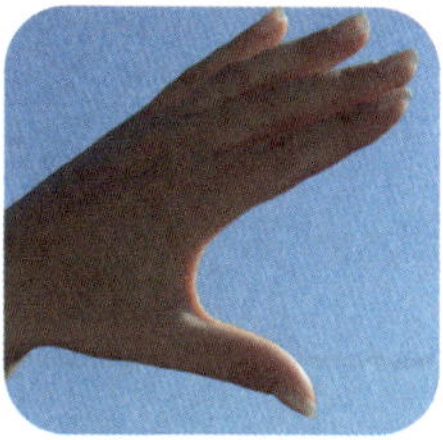

Als **Tigermaul** wird der Teil der Hand von der Zeigefingerkuppe bis zum Ende des Daumens bezeichnet. Es sieht aus wie ein L.

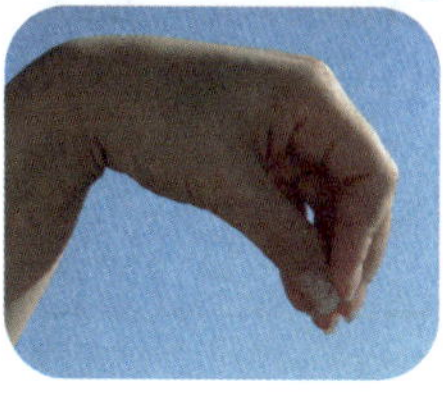

Als **Vogelkopf** bezeichnet man die Verbindung aller fünf Fingerkuppen der Hand. Die Fingerspitzen zeigen beim Vogelkopf nach unten. Sie bündeln die Energie.

Die Monade

Als Yin und Yang bezeichnet man die TCM-Polaritäten, die sich ergänzen. Sie drücken keine Wertung aus und sind im ständigen Wandel. Wie zum Beispiel Tag und Nacht oder Ruhe und Bewegung. Für unsere Gesundheit bedeutet dies: Wenn sich Yin und Yang in unserem Körper und in unserer Psyche das Gleichgewicht halten, dann fühlen wir uns wohl und sind voller Energie.
Das Symbol für Yin und Yang ist die Monade. Aus ihr wird der Übergang von einem zum anderen Gegensatz deutlich. Stellen Sie sich vor, der dunkle Teil symbolisiert die Nacht und der helle den Tag. Dann können Sie ganz klar erkennen, dass der Tag aus der Nacht und die Nacht aus dem Tag hervorgeht.

YANG	**YIN**
Sonnenseite des Berges	Schattenseite des Berges
Himmel	Erde
oben	unten
hell	dunkel
männlich	weiblich
groß	klein
laut	leise
Anspannung	Entspannung

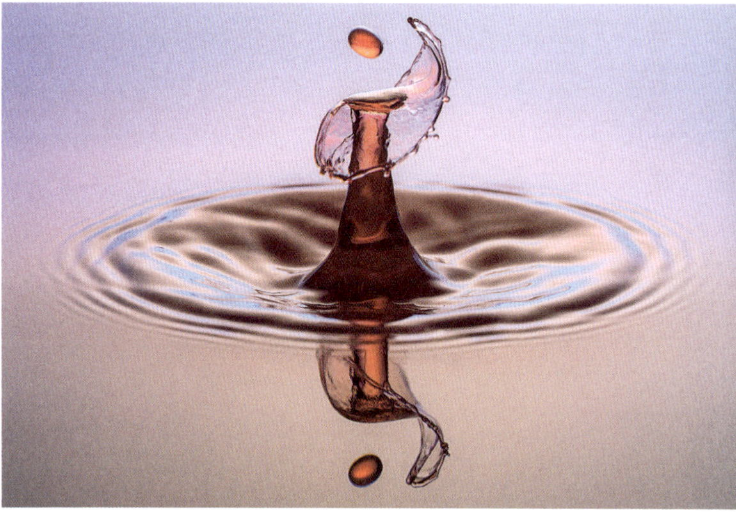

Geben Sie Ihrer Fantasie freien Raum!

Wenn sich Ost und West verbinden

Die **Imagination** hilft Ihnen, Ihre Gedanken zur Ruhe zu bringen. Sich etwas Angenehmes vorzustellen erleichtert es Ihnen, in einem positiven Gefühl zu entspannen und bewirkt eine Ausschüttung von Glückshormonen.

Unter **Mobilisieren** versteht man die Verbesserung der Beweglichkeit von Muskeln und Gelenken. Beim aktiven Mobilisieren wird das gesamte System bewegt und damit die neuromuskuläre Steuerung verbessert. Denn die Beweglichkeit ist gemeinsam mit der Koordination die Grundbasis für Kraft, Schnelligkeit und Ausdauer.

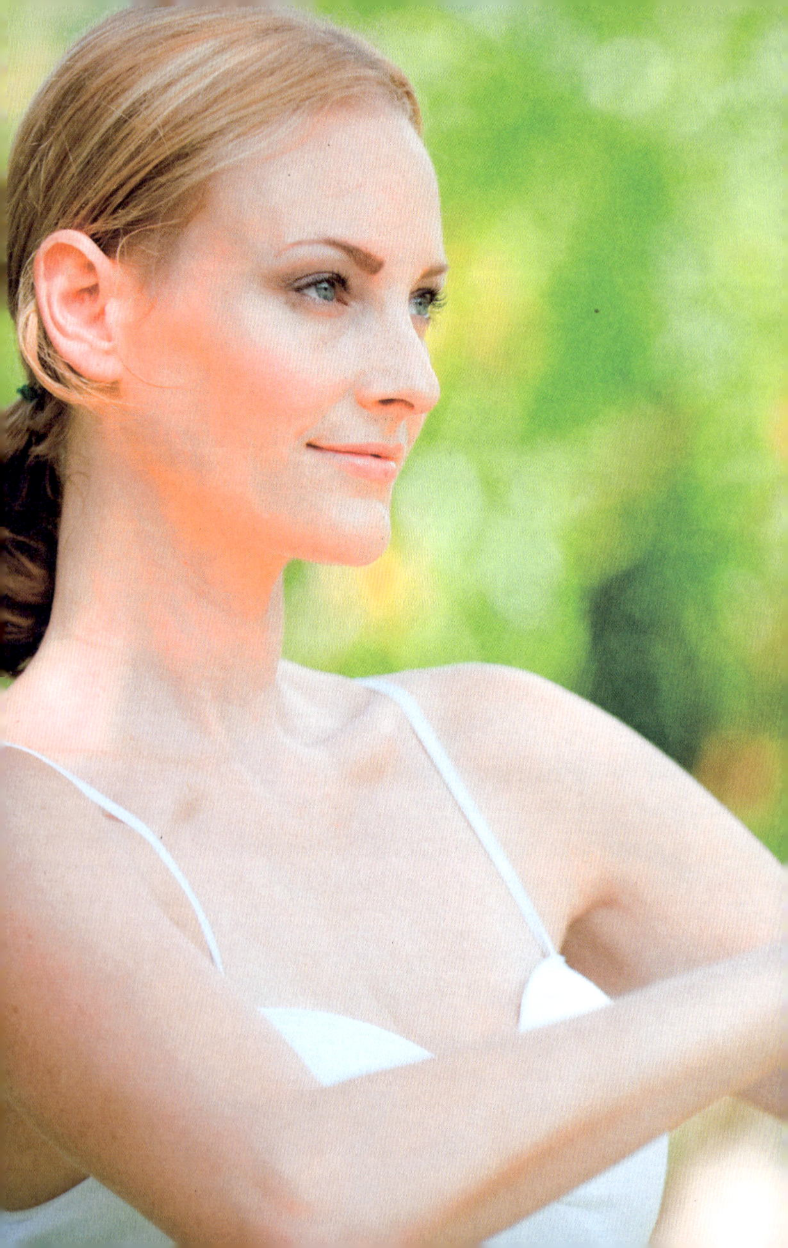

PRAXISTEIL

Mit dem notwendigen Wissen ausgestattet können Sie jetzt loslegen! Jetzt – bitte nicht erst morgen, denn daraus kann übermorgen werden oder irgendwann einmal. Gönnen Sie sich den Zauber des Neuen, nicht nur jetzt, sondern immer wieder und regelmäßig, bis das Üben so selbstverständlich ist wie das Zähneputzen. Sie werden es spüren: Diese Investition an Zeit lohnt sich allemal.

Wie übe ich richtig?

Wenn Sie schon Erfahrung mit Tai Chi und Qi Gong gemacht haben, dann kennen Sie die Vorzüge dieser alten chinesischen Heilgymnastik bestens und werden mit Freude und Genuss üben, denn Ihre Gedächtnisstütze für die besten Übungen haben Sie ja nun ständig bei sich. Wenn Sie Neuland betreten, dann empfehle ich Ihnen, zusätzlich zu diesem Ratgeber einen Kurs zu belegen und unter Anleitung die wesentlichen Aspekte des Tai Chi und Qi Gong zu erlernen und zu erspüren. Die Übungen im Folgenden sind einfach und leicht nachvollziehbar erklärt, und es gibt viele Möglichkeiten zur Vertiefung. In dieser optimalen Kombination wird Ihnen dieser Ratgeber helfen, Ruhe, Gelassenheit und Wohlbefinden in Ihren Alltag zu bringen. Bevor Sie nun hochmotiviert loslegen, hier noch ein paar wichtige Tipps zum Üben.

So starten Sie richtig

Machen Sie es sich so bequem wie möglich! Sie sind nicht auf dem Laufsteg. Trennen Sie sich von allen Kleidungsstücken, die einengen: engen Schuhen, Jacken, Krawatte, etc. Und üben Sie an einem Ort, an dem Sie sich wohlfühlen! Ideal wäre draußen oder in einem gut gelüfteten Raum. Vermeiden Sie jedoch pralle Sonne, Wind und Kälte. Üben Sie nicht bei Gewitter und unter extremen psychischen Belastungen. Richten Sie sich bitte genau nach den Übungsanleitungen.

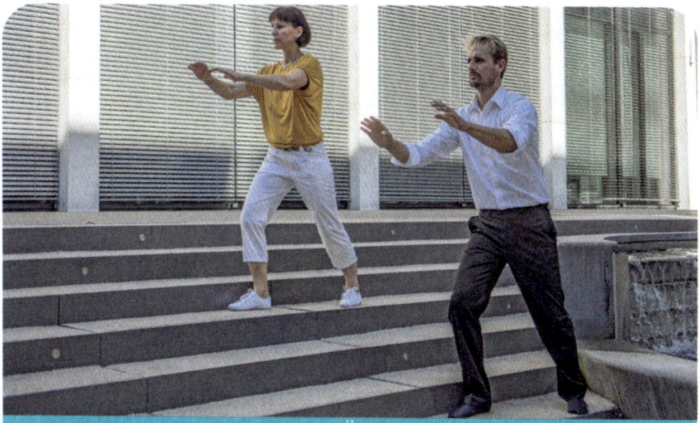

So macht Üben Spaß!

So atmen Sie richtig

Ehe Sie mit dem Üben beginnen, sollten Sie sich um Ihre Atmung kümmern. Genießen Sie Ihren Atem. Das ist der erste Schritt zur Regeneration. Gönnen Sie sich ab und zu ruhige, langsame Atemzüge. Auch mal »zwischendurch«! Atmen Sie nun kräftig aus! So, als ob Sie etwas loswerden möchten. Atmen Sie anschließend tief ein, und lassen Sie den Atem bis in den Bauch sinken. Stellen Sie sich vor, Sie atmen klare Meeresluft ein und mit ihr die Kraft des Wassers und der Wellen. Atmen Sie einfach ganz so, wie es sich für Sie gut anfühlt. Wenn Sie Ihren eigenen Atem, Ihre eigene Atmung kennen- und spüren gelernt haben, dann lassen Sie sich von den Anleitungen bei den Übungen helfen. In dieser Verbindung sind die Übungen am effektivsten für Sie.

Vermeiden Sie es, Ihren Atem zu zwingen.

So stehen Sie richtig

Wie heißt es so treffend: »Auf den richtigen Stand(punkt) kommt es an.«

Also, stehen Sie richtig! Schon allein durch den Tai-Chi-Stand tun Sie Ihrem Rücken Gutes. Er kräftigt die Rücken-, Bauch-, Bein- und Beckenbodenmuskulatur.

- Spüren Sie in Beine und Füße, bis Sie das Gefühl haben, sicher und fest verwurzelt zu stehen.
- Ihr Gewicht ist gleichmäßig auf beide Füße verteilt, je zur Hälfte auf Ballen und Ferse.
- Die Knie sind leicht gebeugt und stehen über den Zehenspitzen.
- Das Becken ist leicht gekippt, der untere Rücken also begradigt. Dies erreichen Sie, wenn Sie Ihren Nabel

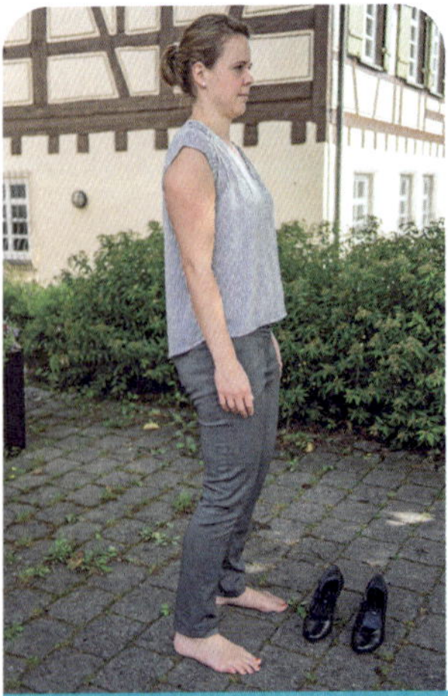

So stehen Sie richtig.

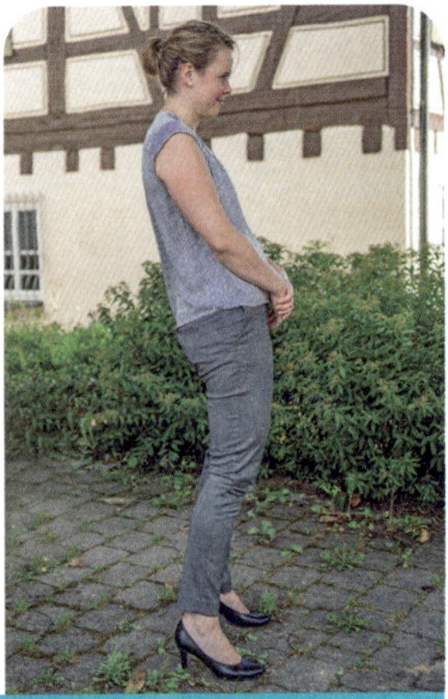

So stehen Sie falsch!

Wichtig

»Grundstellung, breiterer Stand« bedeutet, dass Sie beide Füße um eine Fußbreite nach außen setzen. Könner können auch den »Gang Bo«, den Pferdestand, einnehmen: Sie stehen so breit, dass ein Pferderücken zwischen Ihren Beinen Platz hätte. Dieser »tiefe Stand« kräftigt Ihre Beinmuskulatur, eignet sich aber nur für Fortgeschrittene und Menschen mit gesunden Knien.

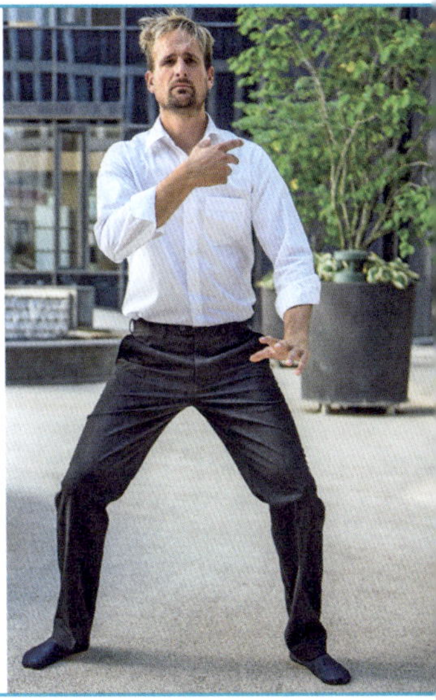

zur Wirbelsäule ziehen. Ihre Haltung ist das Gegenteil eines Hohlkreuzes. Die gesamte Wirbelsäule ist aufgerichtet, der Bauch entspannt.

- Sie lassen Schultern, Ellbogen und Handgelenke locker fallen. Den Kopf halten Sie gerade, Ihr Scheitelpunkt steht senkrecht über der Wirbelsäule und zieht nach oben. Nun ziehen Sie das Kinn etwas zur Brust. Dadurch wird die Halswirbelsäule leicht gedehnt.
- **Hinweis bei Bluthochdruck:** Bitte neigen Sie den Kopf und den Oberkörper nicht zu weit und tief nach vorn, und machen Sie bitte alle Übungen im höheren Stand (z. B. beim Wasserschöpfen, Seite 92 f.).

So bewegen Sie sich richtig

- Jede Bewegung kommt langsam und fließend aus Ihrer Mitte.
- Jede Bewegung geht ohne Unterbrechung fließend in die nächste über.
- Jede Bewegung fließt wie eine Welle durch Ihren Körper.
- Jede Bewegung ist weich und rund. Es gibt nur in Ausnahmen eine Streckung in den Gelenken. Die Schultern bleiben entspannt und ziehen in den Bewegungen mit den Armen nicht nach oben!
- Sie öffnen und schließen.
- Sie steigen und sinken.
- Sie spüren die Leere und die Fülle, die Ruhe und die Bewegung.
- Sie verbinden Inneres und Äußeres, Körper und Geist.

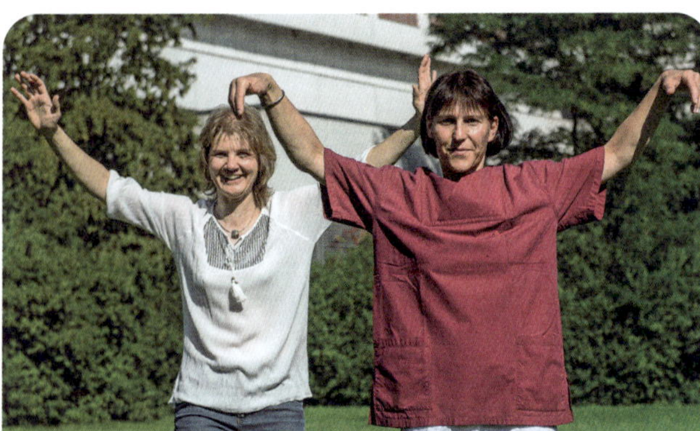

Wie eine Wildgans fliegen

So sitzen Sie richtig

- Nehmen Sie sich einen Stuhl mit ebenem Sitz, möglichst ohne Armlehnen. Sie setzen sich am besten auf das vordere Drittel des Sitzes.
- Achten Sie auf einen geraden Rücken, das heißt auf eine aufrechte Wirbelsäule, und vermeiden Sie ein Hohlkreuz oder einen Rundrücken.
- Ihr Kopf ist aufgerichtet. Beide Füße stehen vollflächig nebeneinander auf dem Boden und die Knie sind im rechten Winkel gebeugt.
- Ein kleiner Tipp: Nehmen Sie Abstand von Ihrem Schreibtisch, von jedem Arbeitsfeld, an dem Sie gerade tätig sind. Nicht nur körperlich, sondern auch mental!

So spüren Sie richtig

- Geben Sie sich vor und nach dem Üben etwas Zeit, um Ihren »Ist-Zustand« zu erspüren. Wie fühlen Sie sich? Wenn Sie sich nach den Übungen besser fühlen, dann nehmen Sie dieses Gefühl mit in die nächste »Zeitmarkierung«. Das gibt Schwung!
- Sollte dieses »bessere« Gefühl noch nicht eingetreten sein, dann suchen Sie die mögliche Fehlerquelle:
- Brauchen Sie einen anderen Übungsplatz?
- Brauchen Sie eine andere Übungszeit?
- Brauchen Sie andere Übungen?
- Brauchen Sie vielleicht Musik?
- Das können Sie alles ändern! Sie wissen ja, im Tai Chi und im Qi Gong ist schon der Weg das Ziel.

Wenn Sie diese Linien beachten, dann können Sie starten: Die **Knie-Zehen-Linie** bedeutet, dass in der Vorwärtsbewegung und im Stehen das Knie sich nicht über die große Zehe hinausbewegt.

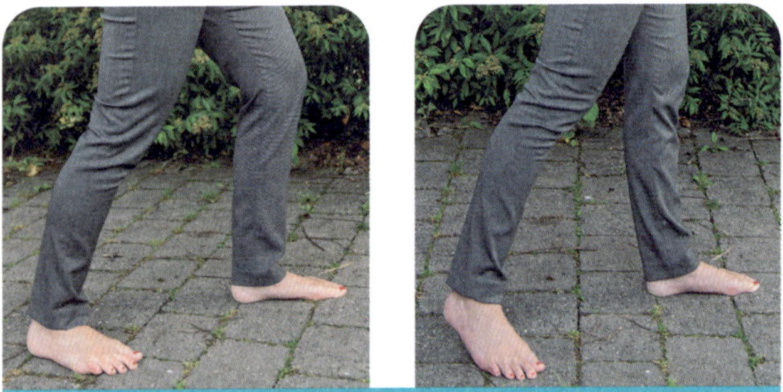

Richtig Falsch

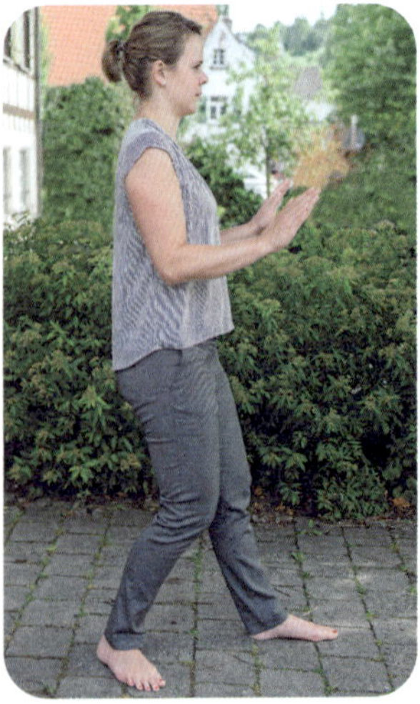

Die **Schulter-Fersen-Linie** bedeutet, dass in der Rückwärtsbewegung und im Stehen die Schulter nicht über die Ferse hinausbewegt wird.

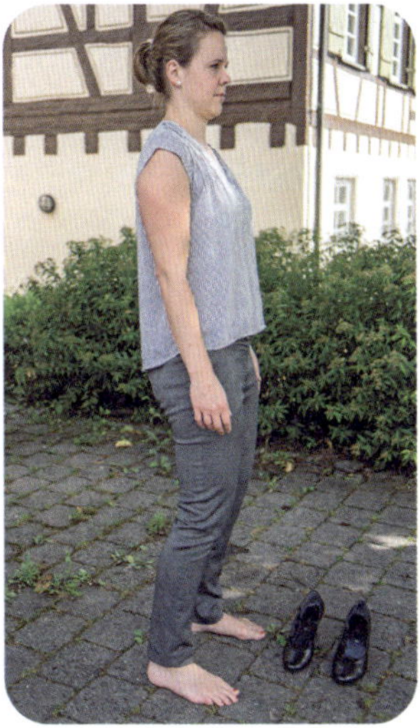

Die **aufgerichtete Wirbelsäule:** Stellen Sie sich vor, dass an Ihrer Wirbelsäule ein Stock haftet. Bleibt dieser Stock auf allen Wirbeln liegen, dann ist die Wirbelsäule aufrecht.

Imagination: Legen Sie in Gedanken das Gewicht der Schultern auf der Hüfte ab, und lassen Sie das Gewicht der Hüfte über die Fersen (Fußsohlen) in den Boden sinken. Spüren Sie, wie sich Ihr Rücken entspannt, wenn Sie loslassen.

Wichtig

Bei allen Bewegungen bleibt Luft unter den Achselhöhlen! Die Arme werden NICHT an den Körper gepresst!

Die Vorübungen

Vorübungen lockern, bringen Sie in die richtige Stimmung und sind zum Aufwärmen gedacht. Jede Übung hat bereits positive Auswirkung auf Ihre Gesundheit. Sie können die Übungen einzeln üben oder im Set.
Die mit gekennzeichneten Übungen können Sie auch im Sitzen ausführen.
Ehe Sie im Stehen starten, gehen Sie zur Sicherheit die Checkliste für den richtigen Stand noch einmal durch.

INFO

CHECKLISTE

- Ruhiger, schulterbreiter Stand
- Gewicht gleichmäßig verteilt
- Knie locker und leicht gebeugt
- Wirbelsäule gerade
- Steißbein leicht eingezogen
- Schultern locker
- Arme und Ellbogen entspannt
- Kopf zeigt mit dem Scheitelpunkt nach oben
- Sie sind ganz bei sich selbst und schenken sich ein Lächeln

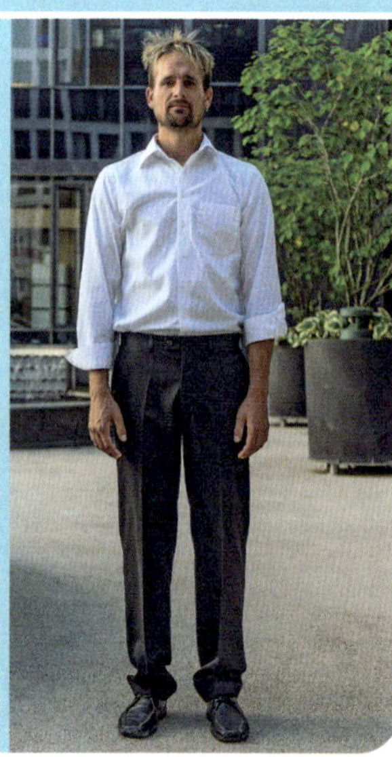

Die Grundstellung

Kommen Sie zur Ruhe!

Nun starten Sie mit der Übung vor den Übungen: »Kommen Sie zur Ruhe!« ist wörtlich gemeint. Ehe irgendeine Bewegung stattfindet, versuchen Sie, still zu werden. Sie nehmen sich ganz bewusst wahr. Dazu legen Sie Ihre Hände auf das untere Dantien oder Sie lassen die Arme locker an der Körperseite hängen. Wie fühlen Sie sich? Wie fühlt sich Ihr »Ist-Zustand« an? Wir arbeiten nun daran, diesen Zustand zu verbessern.

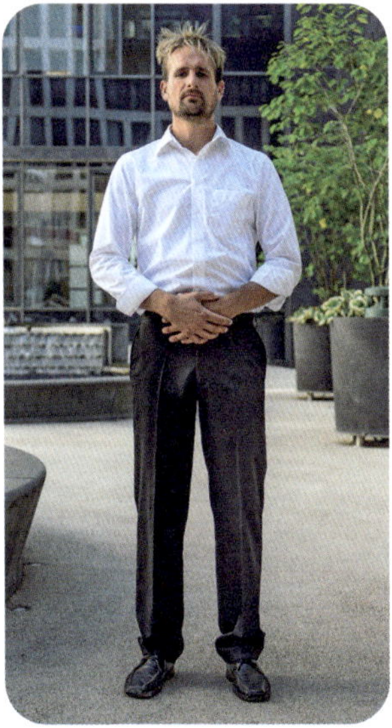

In der Ruhe liegt die Kraft.

Tipp

Wenn Sie nur sehr wenig Zeit zur Verfügung haben, dann ist die folgende Vorübung die ideale Übung vor Ihrem Einstieg in die »Fünf-Elemente-Übung« (Seite 90ff.). Sie können sich damit auch in kurzer Zeit wieder fit für Ihre täglichen Aufgaben machen.

Vorübung 1: Kurzes Meridianklopfen

Diese Übung hilft

- wach zu werden
- das Chi, die Durchblutung und den Kreislauf anzuregen

Sie stehen in der Grundstellung, heben den rechten Arm und schauen in die Handfläche. Der Ellbogen ist gebeugt. Nun klopfen Sie sich mehrmals mit der linken lockeren Hand auf die rechte Schulter. So als ob Sie sich loben wollten. Dann klopfen Sie locker wie folgt weiter:
Auf der Innenseite des rechten Arms vor zur Handfläche und auf der Rückseite über den Ellenbogen zurück zur Schulter. Dann beginnen Sie wieder von vorn und wiederholen dies dreimal. Anschließend wiederholen Sie die Übung auf der linken Seite.

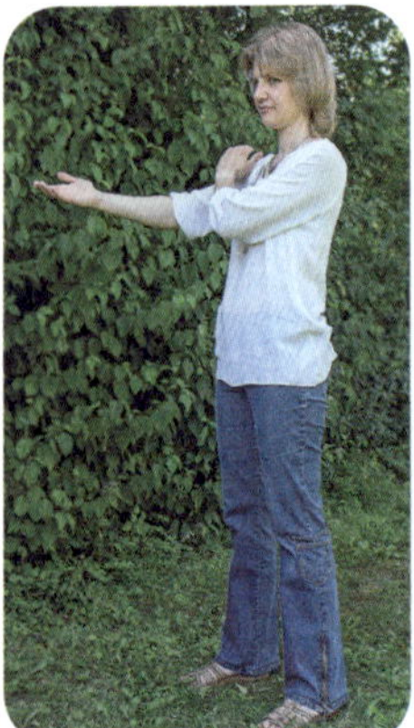

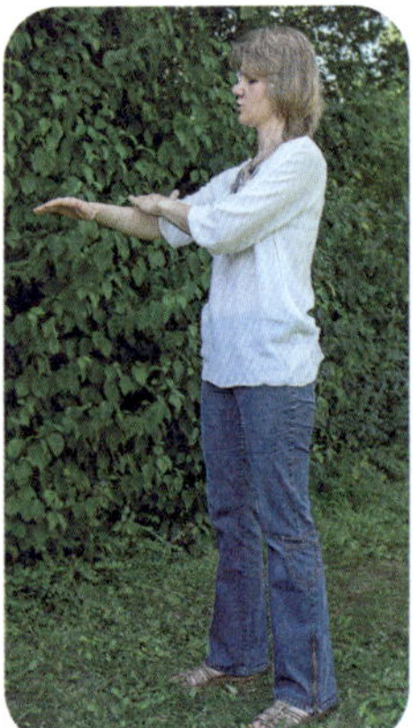

Wichtig

Falls Sie zu Ödemen neigen, bitte nicht klopfen, sondern kreisen.

Klopfen Sie nun mit beiden Händen absteigend immer von der Hüfte beginnend: Die Beinaußenseite bis zum Knöchel hinunter, die Beininnenseite hinauf, die Beinrückseite bis zur Ferse hinunter, innen hoch, außen am Bein hinunter bis zum Knöchel, anschließend wieder innen hoch. Diesen Ablauf klopfen Sie einmal in der angegebenen Richtung durch!
Streichen Sie nun die Rumpfseiten von der Achselhöhle bis zu den Knien kräftig aus. Wichtig ist hierbei, dass Sie nicht gerade von oben nach unten, sondern vor und zurück streichen! Reiben Sie fest Ihre Hände aneinander, bis diese warm sind, und massieren Sie dann die Nierengegend in kreisenden Bewegungen. Legen Sie abschließend Ihre Hände auf den Unterbauch, und spüren Sie drei Atemzüge lang nach.

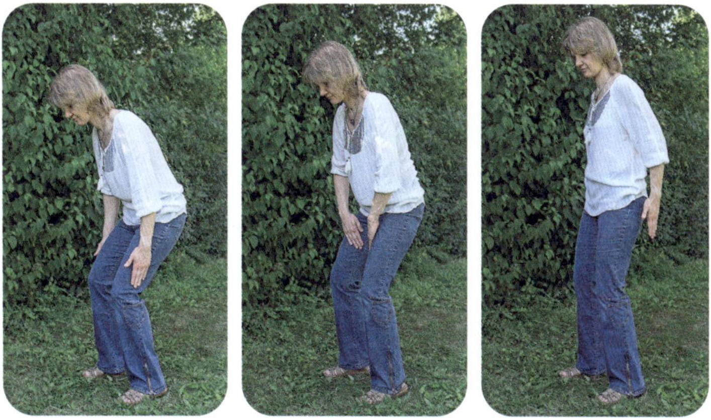

Vorübung 2: Glühbirnen einschrauben

Diese Übung hilft
- geistige Fitness zu erreichen
- die Durchblutung der Gehirnrinde zu verbessern (regt beide Gehirnhälften an)
- die Konzentrationsfähigkeit zu steigern
- die Handgelenke zu lockern

Sie stehen in der Grundstellung und heben beide Hände ungefähr in Ohrenhöhe. Dann drehen Sie die Handgelenke so, wie wenn man eine Glühbirne eindreht.
Diese Übung wird so schnell wie möglich ausgeführt. Durch dieses Drehen entsteht in den Fingern ein Gefühl, als ob man in Watte fasst. Wenn sich die Finger »wattig« anfühlen, beenden Sie die Übung. Sie lassen die Hände heruntersinken und dabei auch Ihre Schultern fallen!
Dieses wattige Gefühl kann sich schon nach wenigen »Drehungen« einstellen, aber es kann auch länger dauern, besonders, wenn Sie kalte Hände haben.

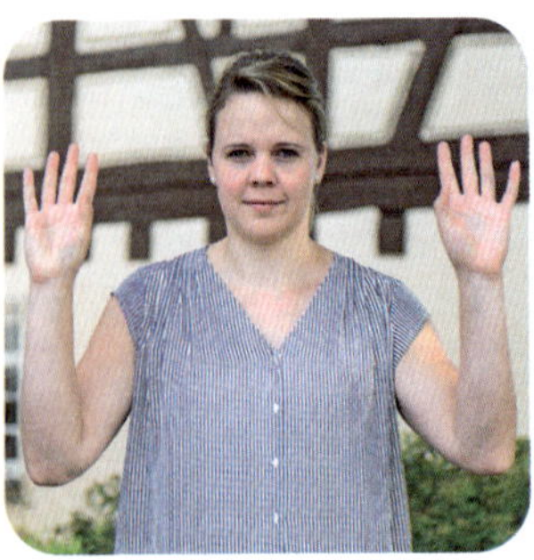

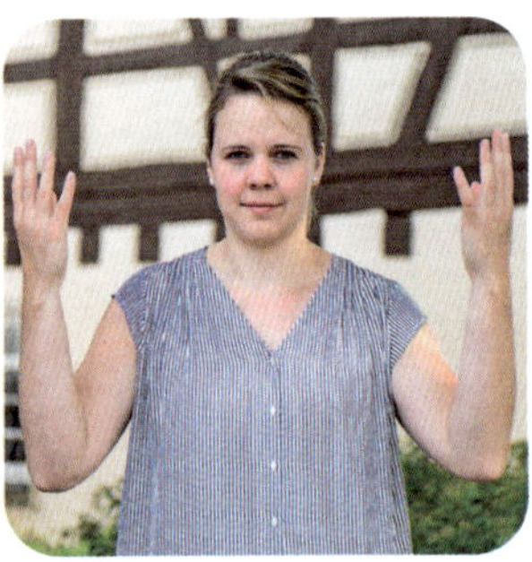

Vorübung 3: Den Ärger wegschieben

Diese Übung hilft

- den Atem zu regulieren
- Stress abzubauen
- »anzukommen«

Sie stehen in der Grundstellung, die Füße stehen etwas mehr als schulterbreit auseinander.
Nehmen Sie Ihr Gewicht auf das rechte Bein und schieben in der Vorstellung mit beiden Händen alles, was Sie jetzt belasten könnte, alles Unerledigte und allen Ärger nach rechts zur Seite. Dabei atmen Sie aus.
Dann atmen Sie ein und schieben im Ausatmen zur linken Seite. Dieses »Schieben« wiederholen Sie, solange es Ihnen guttut.

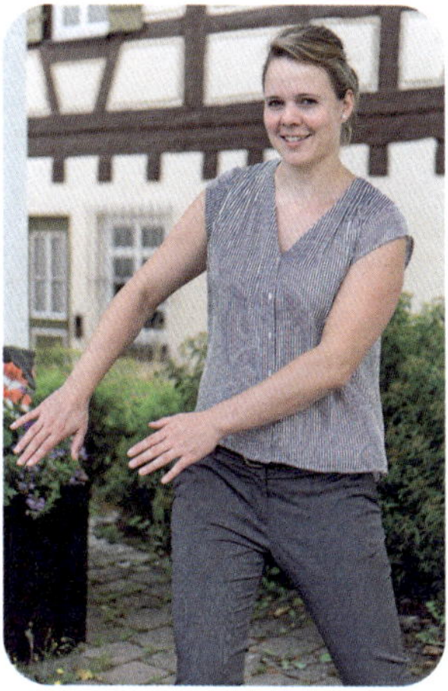

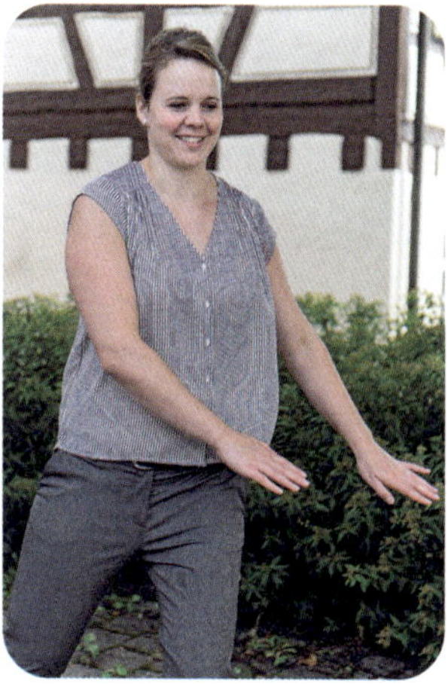

Vorübung 4: Einfach loslassen

Diese Übung hilft

- Schultern und Nacken zu entspannen

Sie stehen in der Grundstellung. Im Ausatmen sinken Sie leicht ins rechte Knie. Lassen Sie den rechten Arm locker aus der Schulter fallen, und pendeln Sie ihn für einen Atemzug lang. Dann atmen Sie ein und wiederholen die Übung im Ausatmen nach links.
Lassen Sie richtig los! Lassen Sie die Arme pendeln, bis Sie eine Lockerung spüren.

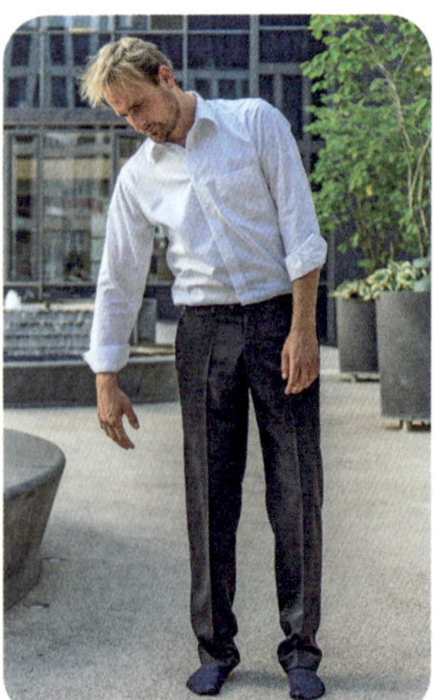

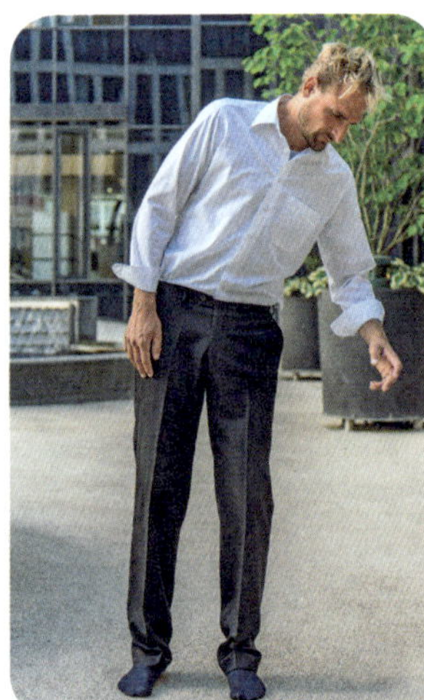

Vorübung 5: Die Beine lockern

Diese Übung hilft

- das Gleichgewicht zu finden
- Beine und Füße zu lockern

Sie stehen in der Grundstellung und nehmen das ganze Gewicht auf das rechte Bein. Lassen Sie das linke Bein ganz locker aus dem Hüftgelenk heraus pendeln. Ihr Fuß hängt locker im Fußgelenk und schwingt mit. Bei dieser Übung schwingt das ganze Bein aus dem Hüftgelenk heraus von vorn nach hinten.
Achten Sie bitte darauf, dass das Knie- und das Fußgelenk dabei locker bleiben. Oder pendeln Sie so lange, bis Sie das Gefühl haben, nun locker zu sein.
Die Dauer der Übung liegt ganz in Ihrem Ermessen. Diese Übung machen Sie anschließend auch mit dem rechten Bein.

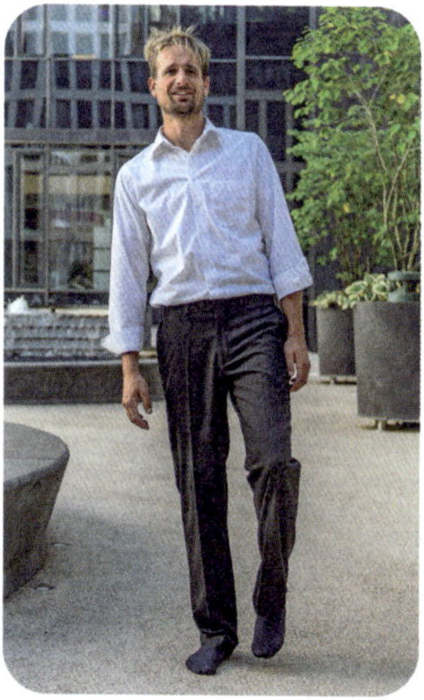

Vorübung 6: Kleine Beinkreise

Diese Übung hilft

- das Hüftgelenk, Knie und Fußgelenk zu mobilisieren
- die Leisten zu öffnen, damit die Beweglichkeit erhalten bleibt und die Durchblutung angeregt wird

Stellen Sie den linken Fuß nach vorn auf die Zehenspitzen, und beschreiben Sie mit dem Knie eine Kreisbewegung nach außen. Diese Kreisbewegung geht über die Zehenspitzen bis zur Leiste. Nach mehreren Umdrehungen ändern Sie die Richtung und drehen von außen nach innen. Ideal sind acht Umdrehungen je Richtung.
Dann wechseln Sie das Bein und wiederholen die Übung mit dem rechten Bein.

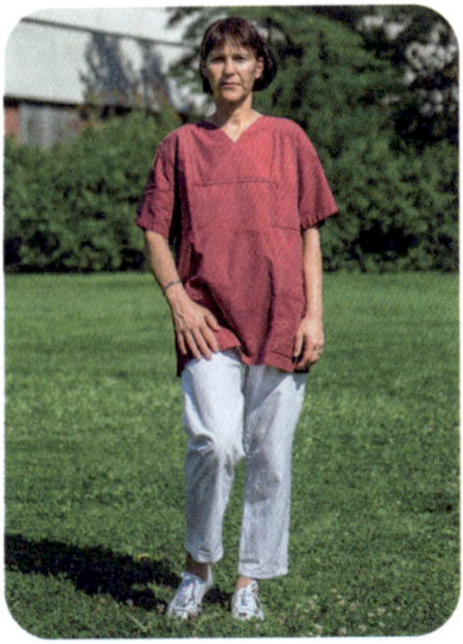

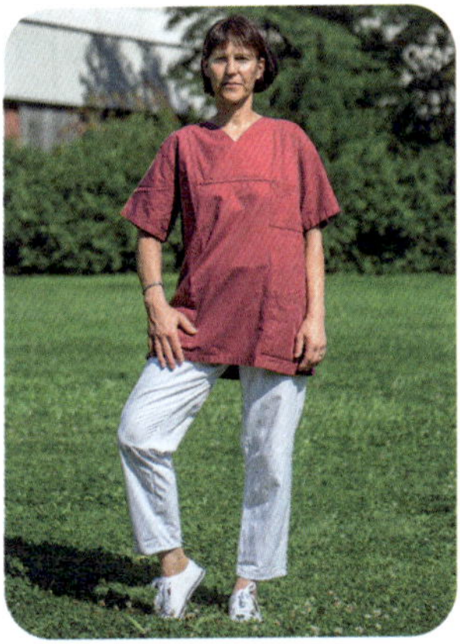

Vorübung 7: Große Beinkreise

Diese Übung hilft

- das Hüftgelenk lange gesund zu erhalten, damit Blut, Lymphe und die Energie fließen können

Sie brauchen einen sicheren Stand.
Dann verlagern Sie Ihr Gewicht auf das rechte Bein und heben das linke Knie an. Sie schieben das Knie nun mit der linken Hand nach links und bringen es wieder zur Ausgangsposition zurück. Diesen Vorgang wiederholen Sie insgesamt zwölfmal. Anschließend wechseln Sie das Standbein und wiederholen die Übung mit dem rechten Bein. Verlagern Sie Ihr Gewicht auf das linke Bein, und heben Sie das rechte Knie an. Beenden Sie die Übungen nach zwölf Wiederholungen.

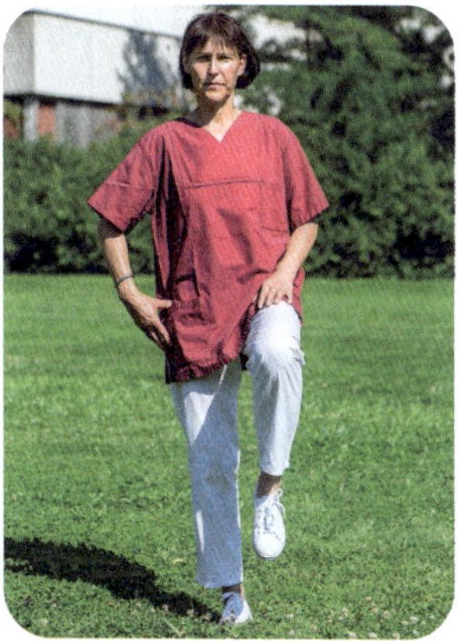

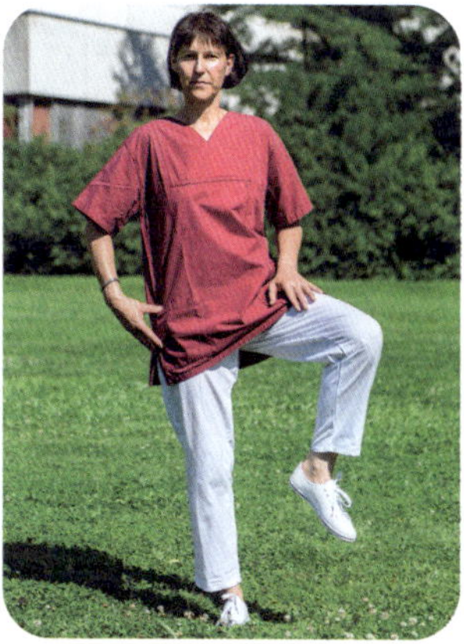

Vorübung 8: Arme schwingen

Diese Übung hilft

- das Lymphsystem und den Kreislauf anzuregen
- die Schultern zu lockern und die Wirbelsäule zu entspannen

Sie stehen im sicheren Stand in der Grundstellung und lassen die Arme ganz locker an den Körperseiten hängen. Nun atmen Sie ein und nehmen etwas Schwung aus den Beinen. Ihre Arme steigen bis in Brusthöhe (nicht weiter!) und sinken im Ausatmen wieder nach unten bis

Wichtig

Sie stehen locker und lassen die Bewegung aus dem Körper kommen.

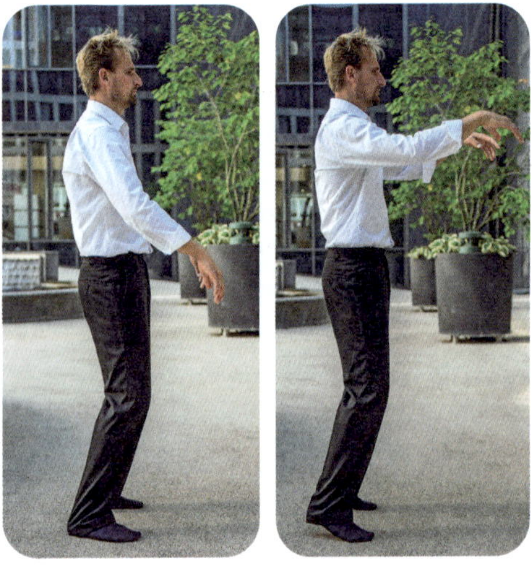

hinter das Gesäß. Im Einatmen schwingen die Arme wieder nach vorn oben und dann wieder zurück. Achten Sie darauf, dass Ihr Blick geradeaus geht und Ihr Oberkörper nicht nach vorn kippt. Sie können diese Übung beliebig oft wiederholen.

Steigerung: Gehen Sie im Einatmen auf den Fußballen (Yong Quan, Niere 1), und lassen Sie sich im Ausatmen auf die Fersen fallen. Diese Übung darf auch schnell ausgeführt werden. Wichtig ist, dass beide Knie entspannt gebeugt sind.

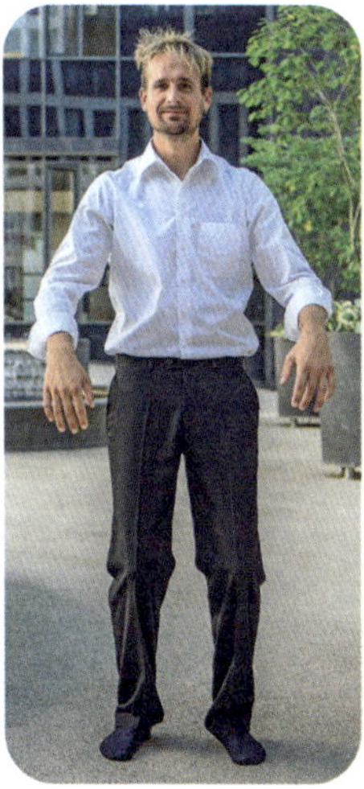
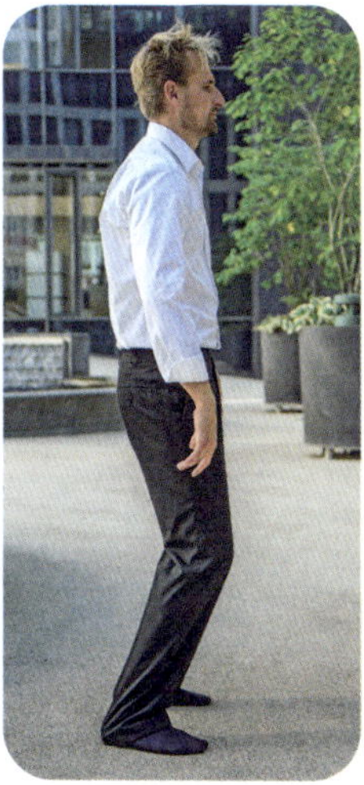
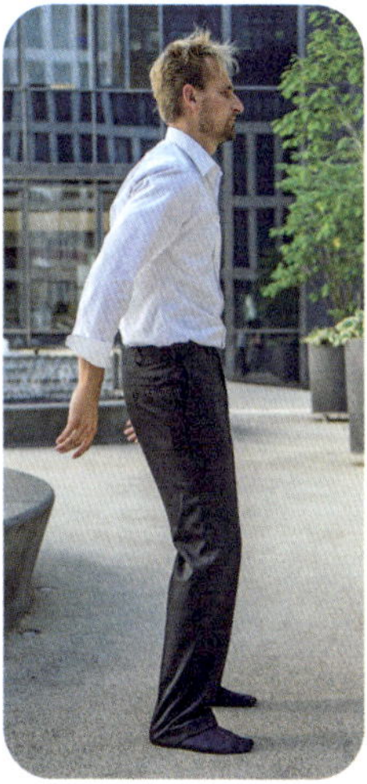

Vorübung 9: Die liegende Acht

Diese Übung hilft

- für einen sicheren Stand zu sorgen
- Schultern, Handgelenke und Finger zu stärken
- Rechts und Links auszugleichen

Diese Übung ist die ultimative Anti-Stress-Übung! Sie stehen in der Grundstellung und halten in Ihrer Vorstellung einen kleinen Ball vor dem Unterbauch. Dabei trägt Ihre linke Hand den Ball, und die rechte liegt auf dem Ball.

Während Sie einatmen, ziehen Sie beide Hände etwas nach links und lassen die linke Hand steigen, bis sie über

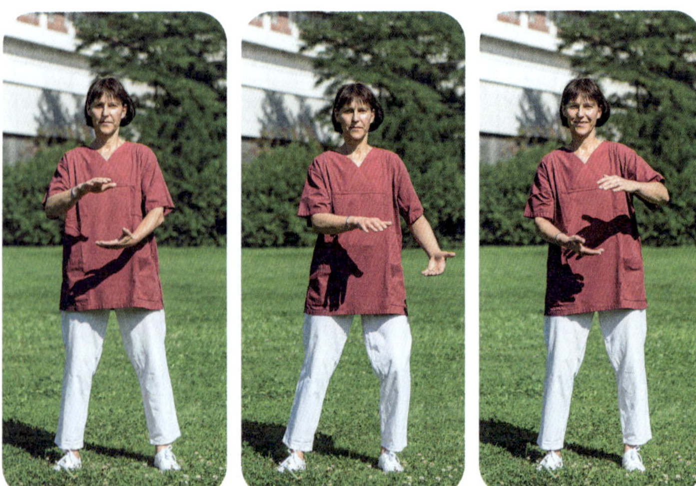

der rechten Hand steht. Dabei drehen Sie beide Handflächen zueinander.
Im Ausatmen lassen Sie beide Hände zur Mitte sinken und bringen Sie zurück vor den Unterbauch.
Wiederholen Sie diese Übung nach rechts. So entsteht eine liegende Acht vor Ihrem Körper. Diese Acht beschreiben Sie achtmal.

Variante zur Kräftigung der Beinmuskulatur: Sie stehen nun etwas breiter in der Grundstellung. Ihr Gewicht ist gleichmäßig auf beide Beine verteilt. Nun wiederholen Sie die Übung und nehmen dabei immer das Gewicht mit auf die Seite, wohin Sie den Ball bringen.

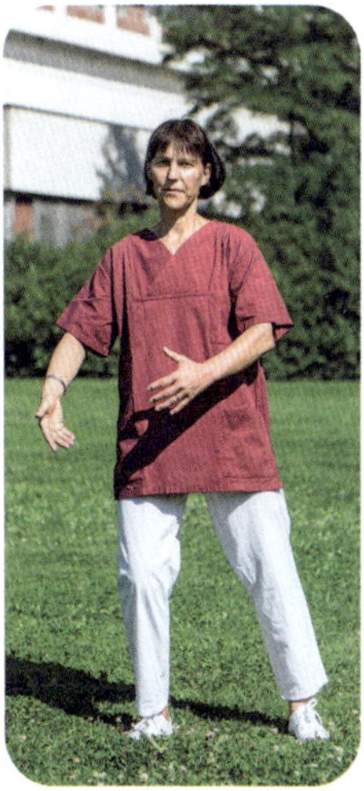

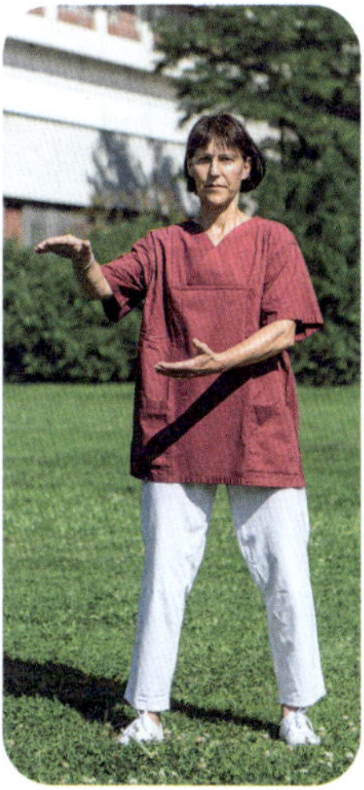

Tipp

Machen Sie die Bewegung nicht zu eng am Körper. Achten Sie darauf, dass Ihre Oberarme nicht am Körper anliegen. Bleiben Sie aufrecht und mit beiden Füßen auf dem Boden! Die Bewegung kommt aus der Hüfte.

Vorübung 10: Auf der Stelle gehen

Diese Übung hilft

- die Beine und Füße zu aktivieren

Gehen Sie ganz einfach langsam auf der Stelle, ohne die Füße ganz vom Boden zu nehmen. Heben Sie bei jedem »Schritt« die Fersen ab. Dann steigern Sie das Tempo und gehen schneller. Dabei lassen Sie die Arme locker baumeln.

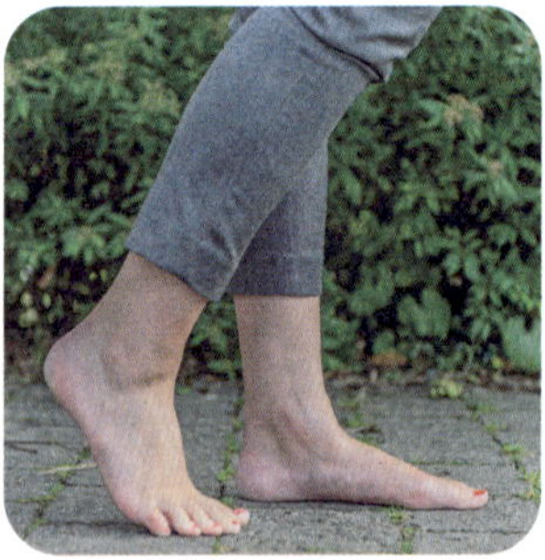

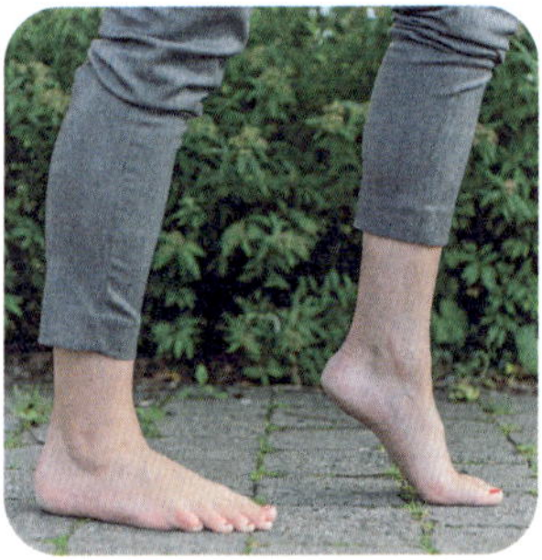

Tipp

Diese Übung können Sie jederzeit zwischendurch in Ihren Arbeitsalltag integrieren, zum Beispiel während des Telefonierens. Schon eine Minute genügt, damit sich Ihre Beine erholen, die Muskulatur gekräftigt wird und die Durchblutung und der Lymphfluss gefördert werden.

Die Basisübungen

Die Basisübungen sind ein MUSS! Damit entwickeln Sie nicht nur ein gutes Körpergefühl, Sie schaffen vor allem die Basis für alle weiteren Tai-Chi-Qi-Gong-Übungen. Die Basisübungen können Sie jederzeit separat machen, vor allem, wenn Sie das Gefühl haben, nicht in Ihrer Mitte zu sein.

Sie stehen locker in der Grundstellung. Reiben Sie die Handflächen aneinander. Wenn diese warm sind, dann legen Sie die Hände so übereinander, als ob Sie einen kleinen Ball dazwischen hätten. Die rechte Hand ist unten, die linke oben: Spüren Sie dann in den Zwischenraum. Sie fühlen Ihren Chi-Ball? Er fühlt sich warm an. Spüren Sie die Wärme zwischen den Händen? Dieser Chi-Ball kann sich vergrößern, sich ausdehnen und sich zusammenziehen. Sie werden ihn nun so bewegen, dass er Sie mit Energie versorgt.

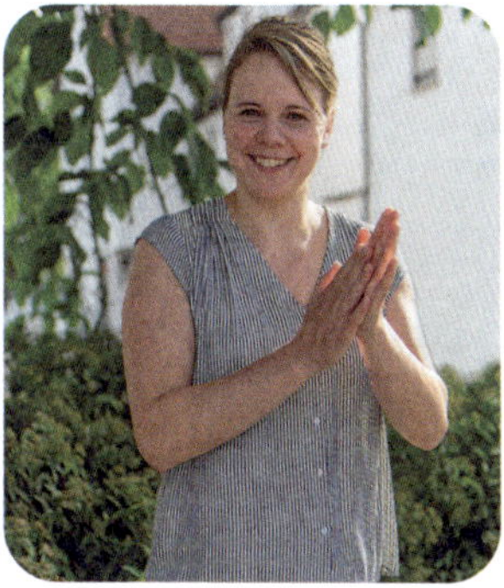

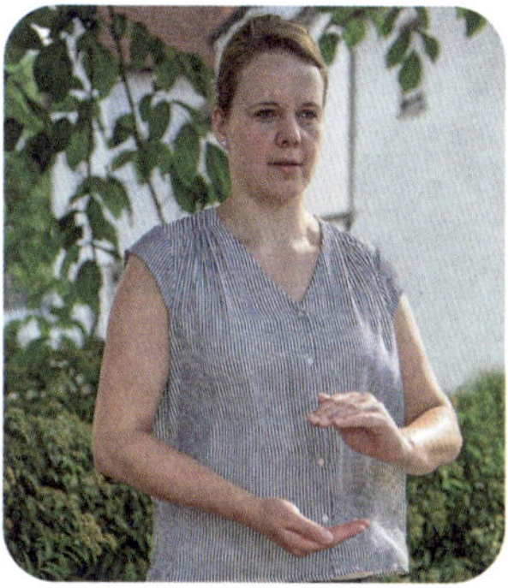

Basisübung 1: Ausdehnen und Zusammenziehen

Diese Übung hilft

- um in die Mitte zu kommen
- die Atmung zu beruhigen
- Ihre Beine besser zu durchbluten
- ein Gefühl für die Aufrichtung zu entwickeln

Sie stehen in der Grundstellung und lassen Ihre Schultern fallen. Dabei entspannt sich Ihr Nacken und Sie halten in der Vorstellung einen kleinen Ball vor dem Bauch. Nehmen Sie Ihre Ellbogen etwas nach außen, damit die Oberarme nicht am Körper anliegen. Die rechte Hand

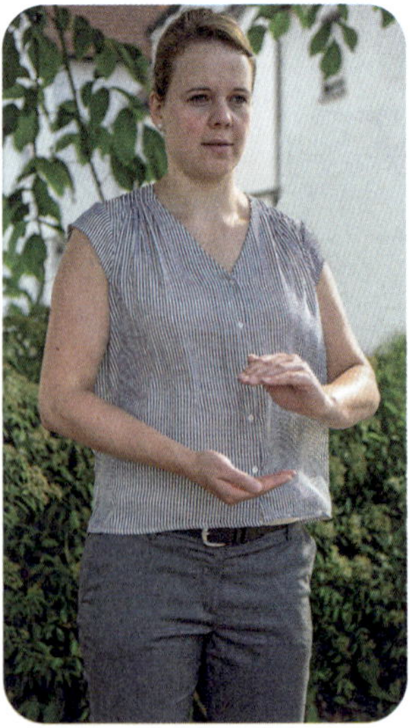

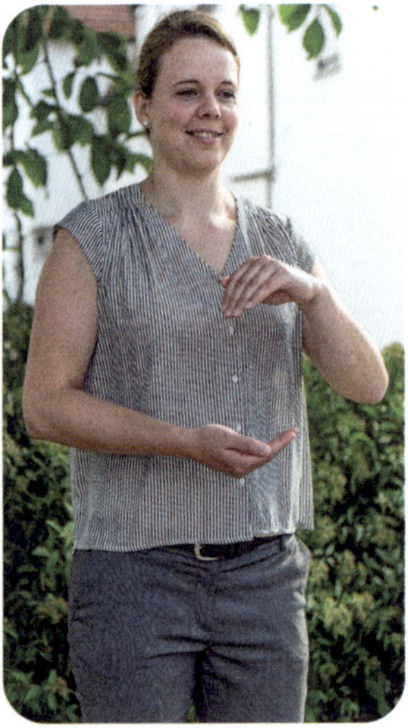

liegt auf dem Ball, die linke Hand trägt den Ball. Nun lassen Sie diesen Ball mit Ihrer Atmung wachsen: Wenn Sie einatmen, wird der Ball voller, das heißt, die Hände gehen auseinander. Wenn Sie ausatmen, leert sich der Ball, Ihre Hände kommen also zueinander.
Lassen Sie Ihren Körper dabei steigen und sinken: Wenn Sie ausatmen, dann gehen Sie sacht in die Knie und spüren in Ihre Fersen. Wenn Sie einatmen, dann steigt Ihr Körper, Sie richten sich auf und spüren in Ihre Fußballen. Nach acht Atemzügen wechseln Sie die Hände: Nun trägt Ihre rechte Hand den Ball, während die linke auf ihm liegt. Wiederholen Sie die Übung achtmal. Diese Übung ist besonders gut geeignet für Menschen, die Probleme mit ihrem Wärmehaushalt haben oder an Fibromyalgie leiden.

Tipp

Ihre Wirbelsäule bleibt aufgerichtet. Sie beugen sich nicht nach vorn. Vermeiden Sie es, die Knie durchzudrücken. Nehmen Sie sich Zeit, und spüren Sie in den Raum zwischen Ihren Händen. Spüren Sie die Wärme und die Energie. Lassen Sie diese Wärme durch Ihre Handflächen in den Körper fließen.

Basisübung 2: Öffnen und schließen

Diese Übung hilft

- die Atmung zu harmonisieren
- den Brustraum zu weiten
- Hand-, Schulter- und Ellbogengelenke zu lockern
- ein Gefühl für offen und geschlossen zu entwickeln

Sie stehen in der Grundstellung. Legen Sie Ihre Hände nun rechts bzw. links an den Ball, und lassen Sie ihn in die Breite wachsen. Im Einatmen füllt sich der Ball, und die Hände gehen auseinander. Im Ausatmen wird er kleiner, und die Hände kommen näher zusammen. Achten Sie darauf, dass unter Ihren Achselhöhlen Platz bleibt. Gehen Sie mit Ihrer Achtsamkeit in die Fingerspitzen. Können Sie die Verbindung der Finger der rechten Hand zu den Fingern der linken Hand spüren? Können Sie wahrnehmen, wie sich im Einatmen Ihr Brustkorb weitet (öffnet) und im Ausatmen wieder enger wird (schließt)?

Tipp

Pressen Sie die Oberarme bitte nicht an die Rippen! Lassen Sie in den Achselhöhlen Luft, und lassen Sie Ellbogen und Handgelenke locker.
Spüren Sie die Wärme in Händen und Fingern? Spüren Sie auch in die Mitte der Handflächen, in den Lao-Gong-Punkt.

Lassen Sie Ihren Körper wieder steigen und sinken: Wenn Sie ausatmen, dann gehen Sie sacht in die Knie und spüren in Ihre Fersen. Wenn Sie einatmen, dann steigt Ihr Körper, und Sie richten sich auf und spüren in Ihre Fußballen. Wiederholen Sie diese Übung achtmal.

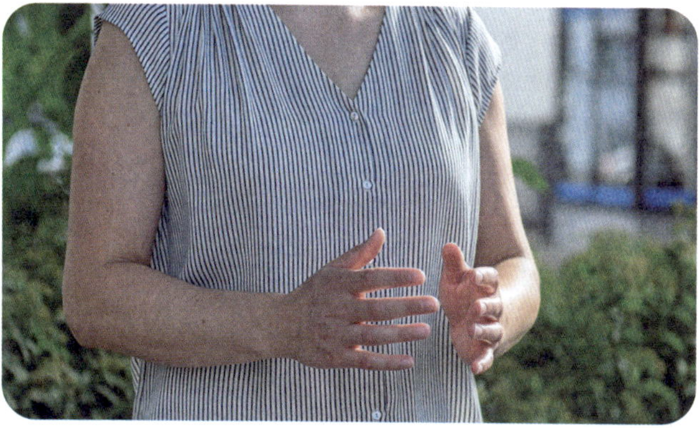

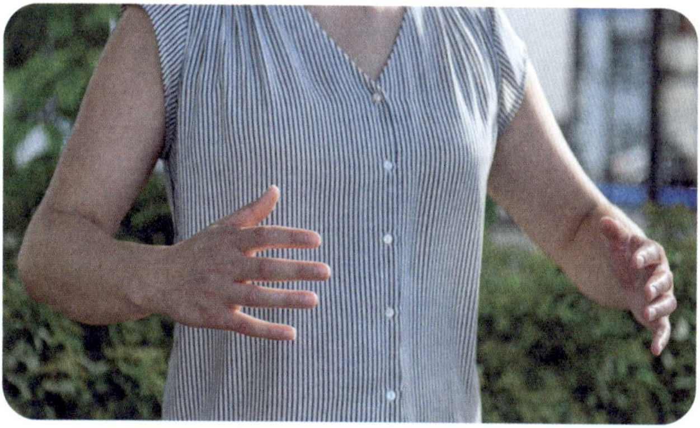

Basisübung 3: Im Fluss sein

Diese Übung hilft

- die Beinmuskulatur zu stärken, vor allem die Oberschenkel
- für einen sicheren Stand zu sorgen
- den Körper in eine entspannte Schwingung zu bringen

Sie stehen in der Grundstellung. Nun stellen Sie Ihre Füße etwas weiter auseinander. Sie bleiben immer noch im Parallelstand. Nehmen Sie jetzt ganz langsam Ihr Gewicht auf Ihr linkes Bein, das heißt, Ihr rechtes Bein wird leer (unbelastet). Dann schieben Sie Ihr Gewicht zurück und auf das rechte Bein. Jetzt ist Ihr linkes Bein leer. Bleiben Sie in dieser Bewegung, bis sie Ihnen ver-

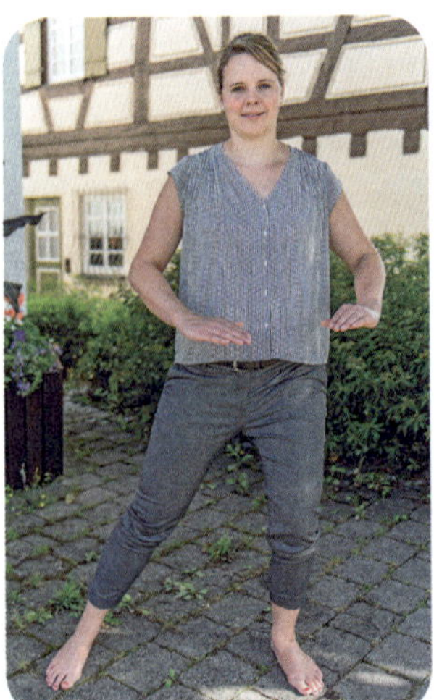

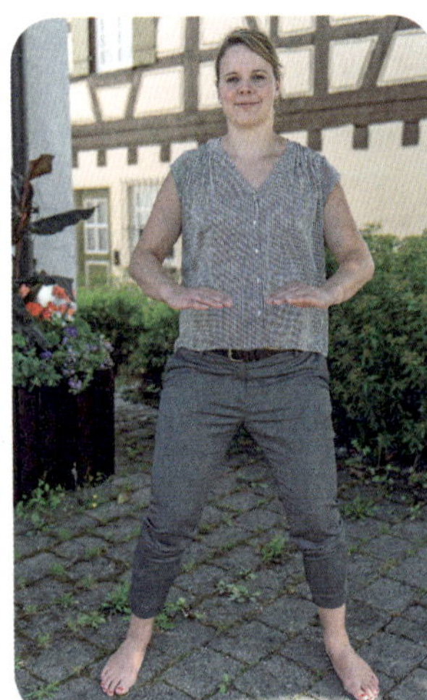

traut ist. Dann nehmen Sie Ihre Hände dazu. Sie legen in Ihrer Vorstellung die Handflächen auf einen großen Wasserball und streichen über seine Rundung. Dies geschieht, indem Sie Ihr Gewicht verlagern und dabei den Körper mit zur Seite, nach links, nehmen. Atmen Sie dabei ein. Nun bringen Sie Ihren Körper zurück in die Ausgangsposition und sinken dann im Ausatmen zur rechten Seite. Wiederholen Sie diese Übung zu jeder Seite hin achtmal.

Bitte nehmen Sie das Gefühl bewusst wahr, wie es sich anfühlt, wenn ein Bein ganz belastet, also voll ist, und wie es sich anfühlt, wenn es entlastet, also leer ist. Dies hilft Ihnen, wenn Sie lange stehen müssen, rechtzeitig das Standbein zu entlasten.

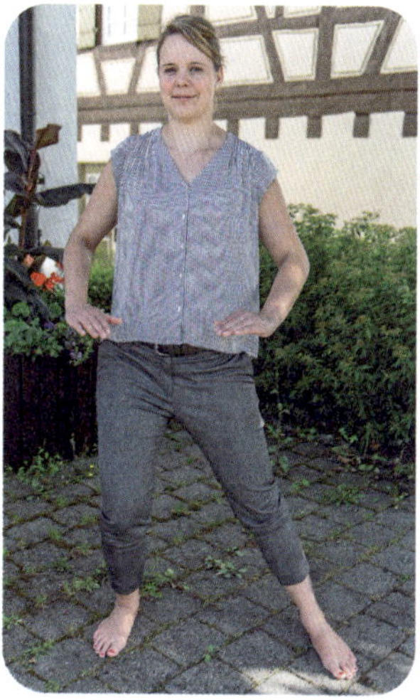

Tipp

Sie machen die Bewegung nicht mit den Händen und Armen, sondern mit dem Körper. Die Hüfte bewegt Schultern und Arme! Kippen Sie seitlich nicht nach unten! Lassen Sie unter Ihren Achselhöhlen Platz. Spüren Sie den großen Ball, über den Sie streichen? Sie können sogar in der Vorstellung Ihre Hände darauf ablegen und so die Schultern entspannen.

Basisübung 4: Steigen und Sinken

Diese Übung hilft

- die Atmung zu stärken
- Nacken und Schultern zu entspannen
- Hand-, Ellbogen- und Schultergelenke zu lockern
- sich positiv auf die Körperhaltung auszuwirken
- Ruhe und fließende Bewegungen zu verbinden

Sie stehen in der Grundstellung. Stellen Sie sich vor, Sie stehen bis zum Bauch in einem See oder im Meer. Vor Ihnen schwimmt ein großer Wasserball. In Brusthöhe legen Sie ganz bequem Ihre Hände auf diesen Ball. Im Ausatmen drücken Sie den Wasserball tiefer ins Wasser. Ihre Hände sinken langsam bis zum Unterbauch. Wenn

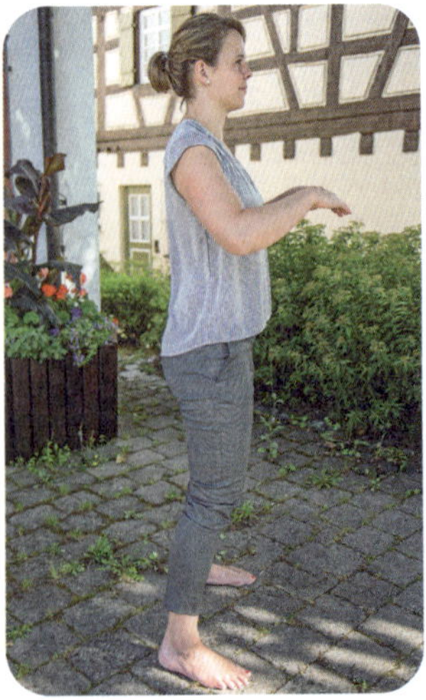

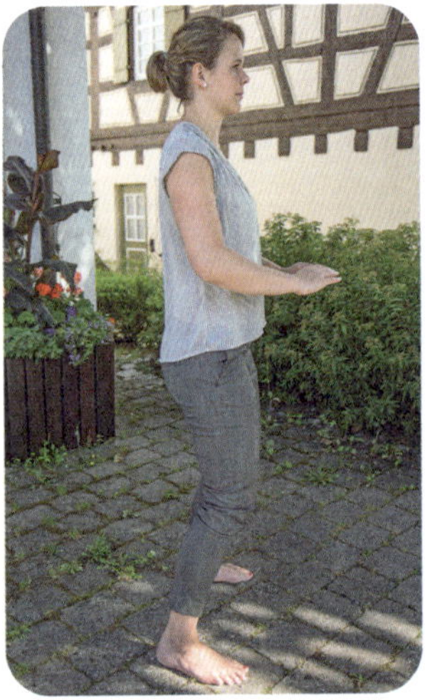

Sie einatmen, steigt der Wasserball ganz von allein und trägt Ihre Hände zur Ausgangshöhe hinauf.
Wiederholen Sie dieses Steigen und Sinken der Hände noch eine Weile, und lassen Sie dabei Ihren Körper mit steigen und sinken. Spüren Sie im Sinken in die Ferse und beim Steigen in den Fußballen. Diese Übung wiederholen Sie achtmal. Abschließend legen Sie Ihre Hände auf den Unterbauch, auf das untere Dantien. Nehmen Sie Ihren neuen Ist-Zustand wahr. Genießen Sie es, Wärme, Wohlbefinden und Entspannung zu spüren!

☞ Bleiben Sie aufrecht – egal, ob es auf oder ab geht! Spüren Sie in Hände und Finger. Nehmen Sie das Kribbeln, die Wärme wahr.

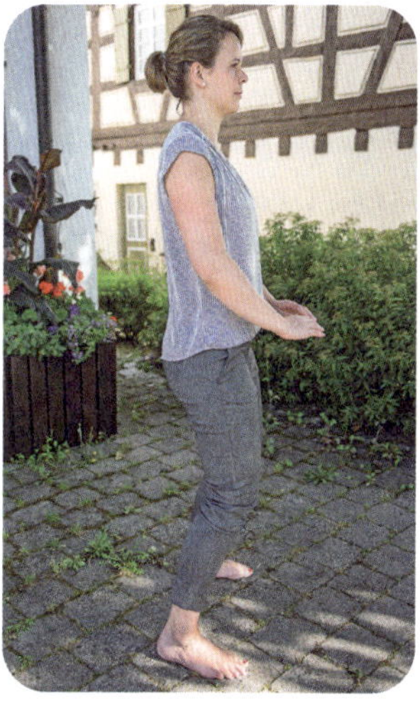

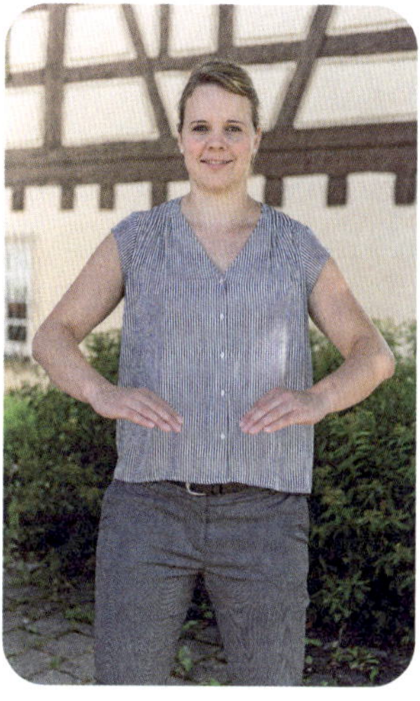

Die Übungen des Tai Chi Qi Gong

Die »18 Bewegungen des Tai Chi Qi Gong« verbinden in einzigartiger Weise die Prinzipien des Tai Chi und des Qi Gong. Sie sind sanft, spiralförmig und leicht zu erlernen. Der Atem fließt entspannt, und der Geist wird ruhig und zentriert. Jede Bewegung ist Erholung und Regeneration für Körper, Geist und Seele.
Für Ihre Entspannung, Regeneration und Motivation zwischendurch habe ich aus diesen 18 Bewegungen 14 Übungen ausgesucht, die leicht zu erlernen und zu üben sind.

Beachten Sie bitte: Sie sollten sich beim Üben wohlfühlen!

- Alle Übungen kommen aus der Körpermitte und fließen von dort aus weiter in die Extremitäten.
- Das Übungstempo ist langsam und gleichmäßig.
- Lassen Sie Ihren Atem am Anfang ganz einfach fließen. Beachten Sie die Angaben zur richtigen Atmung erst, wenn Ihnen die Bewegungen vertraut sind.
- Das Ziel der Übungen ist eine Synchronisierung von Bewegung und Atmung.

Und denken Sie daran:
Wohin du auch gehst, gehe mit ganzem Herzen!

Konfuzius

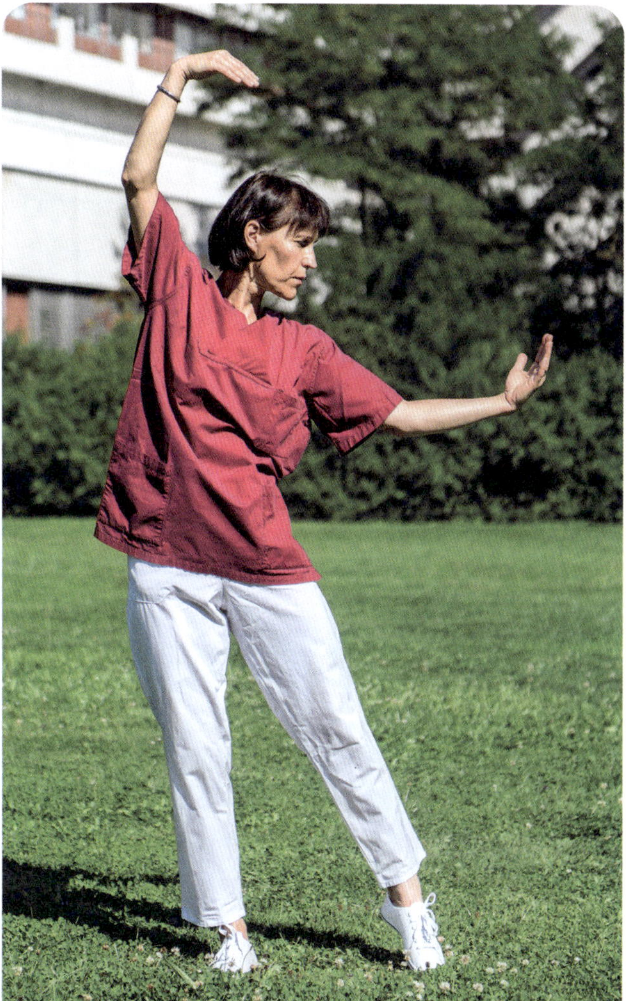

Übung 1: Das Chi wecken

Diese Übung hilft bei:

- Verkrampfungen, Atem-, Leber- und Herzbeschwerden, Schlaf-, Blutdruck- und Rückenproblemen, Stress und Schwächezuständen, Konzentrationsschwäche

Sie stehen in der Grundstellung, die Arme hängen locker an den Körperseiten, die Fingerspitzen zeigen nach unten. Ihre Knie sind leicht gebeugt. Lassen Sie die Arme vor dem Körper ganz locker bis in Schulterhöhe steigen und atmen Sie dabei ein. Die Ellbogen zeigen nach außen und sind tiefer als die Handgelenke. Die Hände hängen entspannt an den Handgelenken. Nun senken Sie die Ellbogen ab und ziehen dabei die Hände Richtung Schlüsselbein.

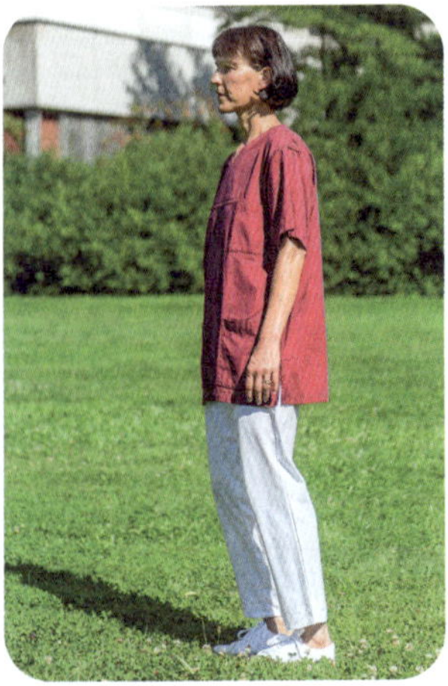

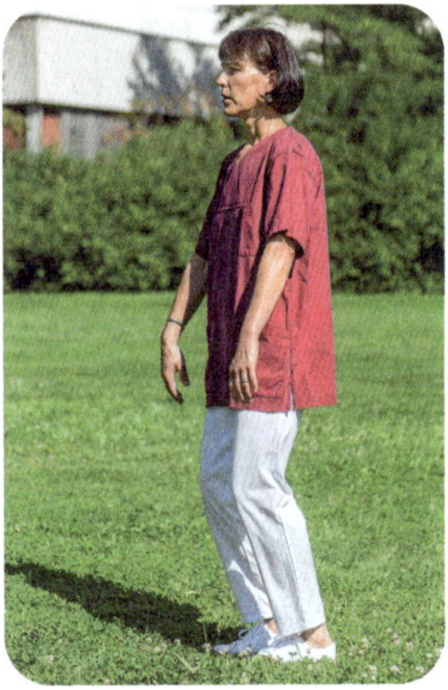

Sie atmen aus und senken die Hände vor dem Körper ab bis zum Unterbauch. Zuerst zeigen Ihre Handflächen, dann die Fingerspitzen nach unten. Dabei sinken Sie leicht in die Knie und lassen die Arme seitlich locker hängen. Bitte beachten Sie die Haltung im unteren Rücken: In der Aufwärtsbewegung stehen Sie mit entspannter Wirbelsäule, also in einem leichten Hohlkreuz, in der Abwärtsbewegung ziehen Sie den Nabel zur Wirbelsäule. Wiederholen Sie die Übung achtmal.

Imagination: Stellen Sie sich vor, Sie stehen im Meer oder in einem See. Das Wasser ist herrlich warm. Vor Ihnen liegt ein großer Wasserball. Diesen Ball drücken Sie unter Wasser und lassen dann Ihre Arme vom Ball entspannt nach oben tragen.

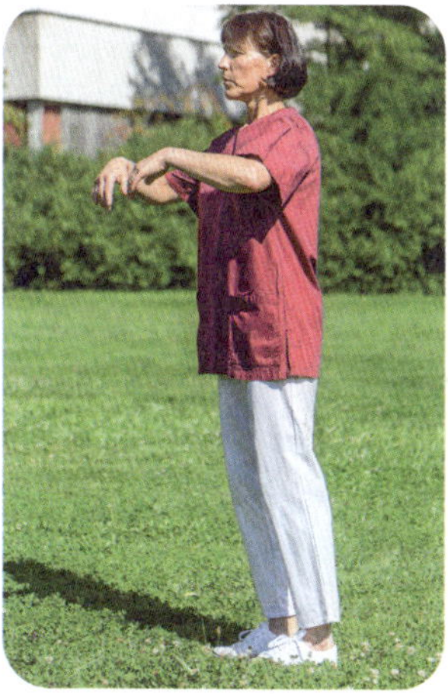

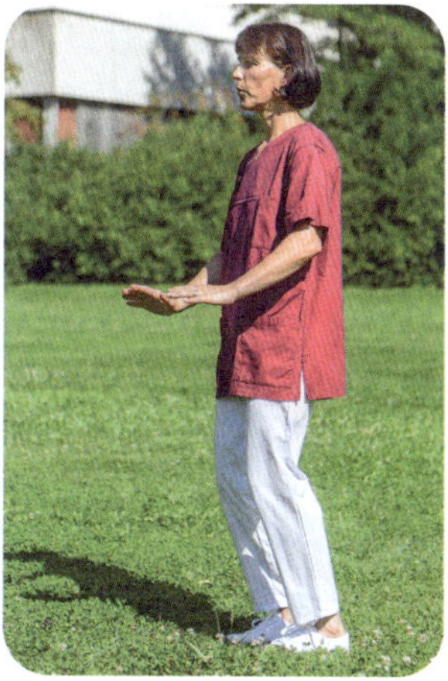

Übung 2: Den Brustkorb öffnen, um weitherzig zu werden

Diese Übung hilft bei:

- Beklemmungen in der Brust, Kurzatmigkeit, Herzkrankheiten, Konzentrations-und Nervenschwäche, Problemen in Schulter-, Ellbogen- und Handgelenken, depressiven Verstimmungen

Sie stehen in der Grundstellung und lassen, wie bei der vorigen Übung »Das Chi wecken«, im Einatmen die Arme locker vor dem Körper bis in Schulterhöhe steigen. Dann drehen Sie die Fingerspitzen zueinander und öffnen im Ausatmen die Arme, bis Sie von der Vorstellung her einen großen Ball vor sich halten. Dann bringen Sie im Einatmen die Hände wieder zusammen und senken sie

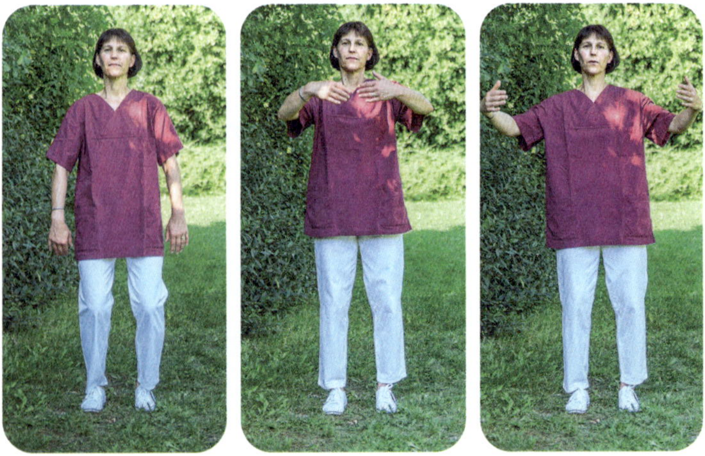

im Ausatmen ab. Dabei sinken Sie wieder leicht in die Knie und bringen die Hände locker zu den Körperseiten. Wiederholen Sie die Übung achtmal.
Auch hier gilt: In der Aufwärtsbewegung stehen Sie mit entspannter Lendenwirbelsäule, also leicht im Hohlkreuz. In der Abwärtsbewegung ziehen Sie den Nabel zur Wirbelsäule.

Imagination: Wenn Sie die Arme öffnen, dann stellen Sie sich vor, Sie schieben einen Vorhang zur Seite und sehen jetzt etwas, das Ihnen gefällt und guttut. Den Blick auf eine Gegend, in der Sie gerne Urlaub machen, Ihr Lieblingstier oder Ihren Lieblingsmenschen. Das Gefühl, das Sie bei diesem Anblick haben, holen Sie in der schließenden Bewegung zu Ihrem Herzen.

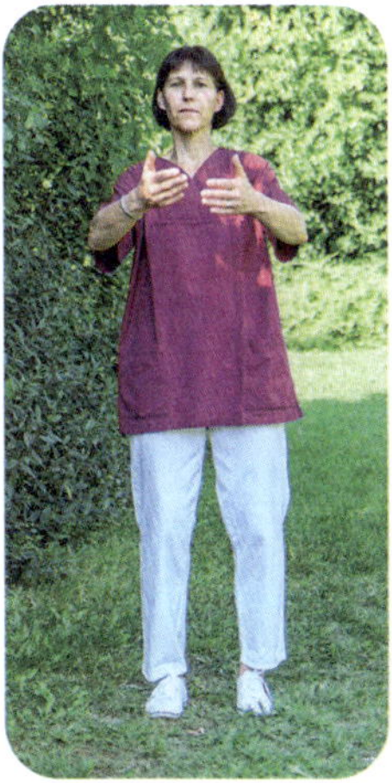

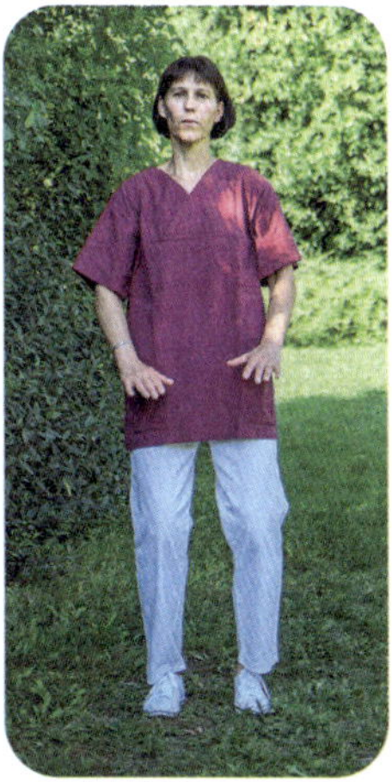

Tipp

Bleiben Sie beim Üben in den Armen entspannt und rund! Spüren Sie, wie sich Ihr Brustkorb weitet und wie leicht Ihr Atem fließt.

Übung 3: Den Regenbogen schwingen

Diese Übung hilft bei:

- allgemeiner Schwäche, psychischen Schwankungen, Verdauungsproblemen und Problemen mit den Nieren und der Leber. Sie stärkt den Rücken.

Sie stehen in der Grundstellung. Das Gewicht ist gleichmäßig auf beiden Beinen verteilt. Im Einatmen bringen Sie nun in einer Kreisbewegung die Arme über den Kopf und legen dort die Handflächen aufeinander, also in die Gebetshaltung. Dann trennen Sie die Hände. Die rechte Handfläche zeigt nun zum Scheitel, die linke Handfläche zeigt nach oben. Im Ausatmen lassen Sie den linken Arm auf Schulterhöhe sinken. Ihr Blick folgt der sinkenden Hand. Gleichzeitig verlagern Sie das Gewicht auf rechts und stellen den linken Fuß schulterbreit auf der

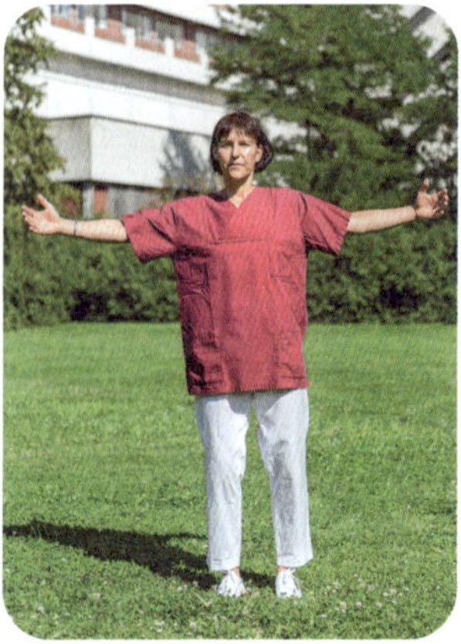

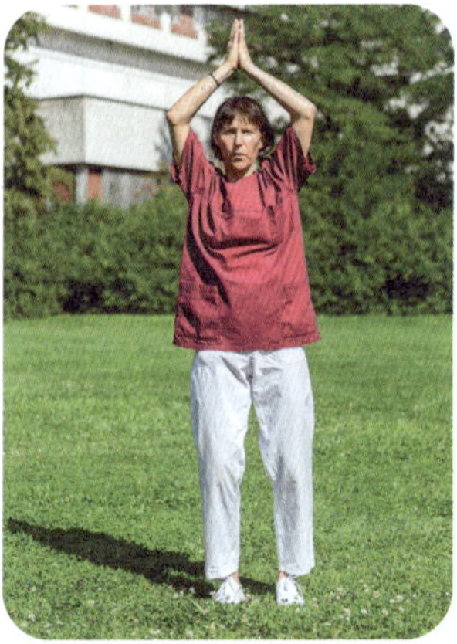

Zehenspitze ab. Dann wiederholen Sie die Bewegung nach links: Sie nehmen in der Vorstellung einen großen Ball mit nach links und üben diesen Wechsel viermal nach jeder Seite. Bringen Sie abschließend die Hände über dem Kopf zusammen und senken Sie sie vor dem Körper ab.

Imagination: Stellen Sie sich einen Regenbogen in schimmernden Farben vor. Spüren Sie in die Farben hinein. Vielleicht tut Ihnen heute eine Farbe ganz besonders gut. Bewegen Sie den bunten Regenbogen genussvoll über sich.

☞ Die Hüfte macht in der Gewichtsverlagerung nur eine minimale Bewegung. Schieben Sie die Hüfte nicht zu sehr zur Seite. Spüren Sie in die seitliche Dehnung.

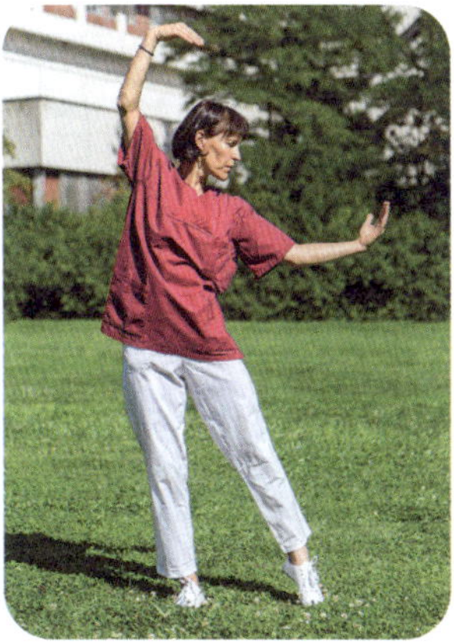

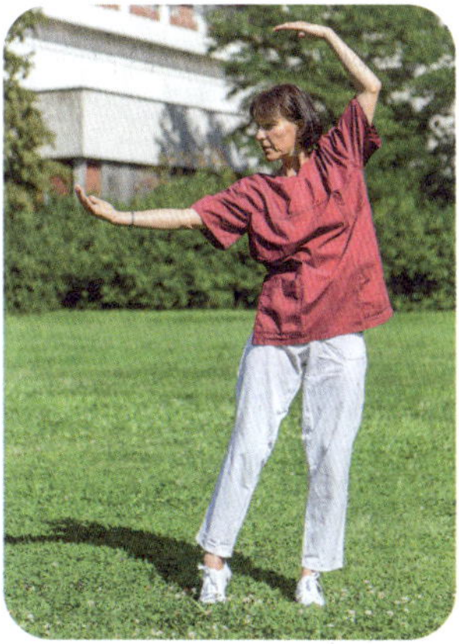

Übung 4: Die Wolken teilen

Diese Übung hilft bei:

- Nervosität, Kreislauf- und Atemproblemen, schwachen Beinen, Verspannungen im Nacken und in den Schultergelenken.

Sie stehen in der Grundstellung mit breiterem Stand und während der ganzen Übung aufrecht und vollflächig auf beiden Füßen. Ihr Gewicht ist gleichmäßig verteilt.
Sie kreuzen die Hände vor dem Unterbauch an den Handgelenken. Im Einatmen trägt der untere, linke Arm den oberen rechten bis in Gesichtshöhe. Ihr Blick geht mit. Dann trennen Sie die Hände und lassen Ellbogen und Schultern entspannt sinken und bringen Ihre Arme in einer Kreisbewegung zurück zum Unterbauch. Dabei atmen Sie aus und sinken leicht in die Knie. Nun wieder-

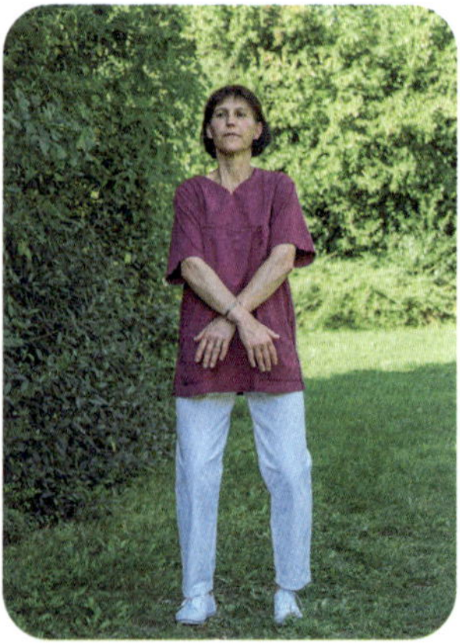

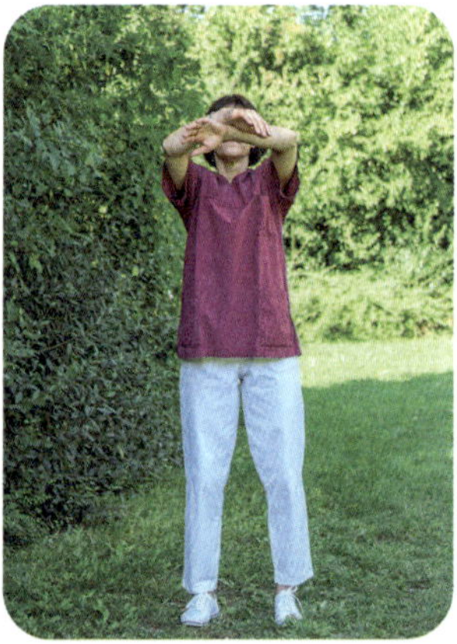

holen Sie die Übung und wechseln die Arme: Das rechte Handgelenk bringt das linke nach oben. Wiederholen Sie diesen Vorgang achtmal.
Abschließend lassen Sie die Hände locker an der Körperseite hängen.

Imagination: Stellen Sie sich vor, Sie schieben graue Wolken zur Seite: Der Himmel wird blau, die Sonne strahlt. Genießen Sie die Wärme der Sonnenstrahlen!

Tipp

Schieben Sie die Wolken beherzt zur Seite! Bleiben Sie während der Übung in den Ellbogen und Handgelenken locker. Spüren Sie, wie angenehm sich Ihre Schultern senken?

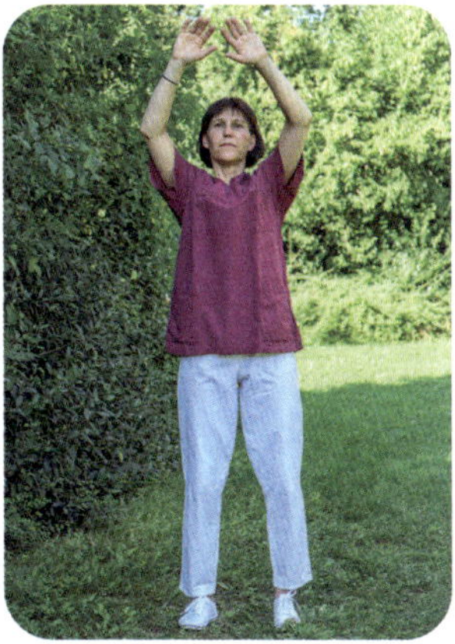

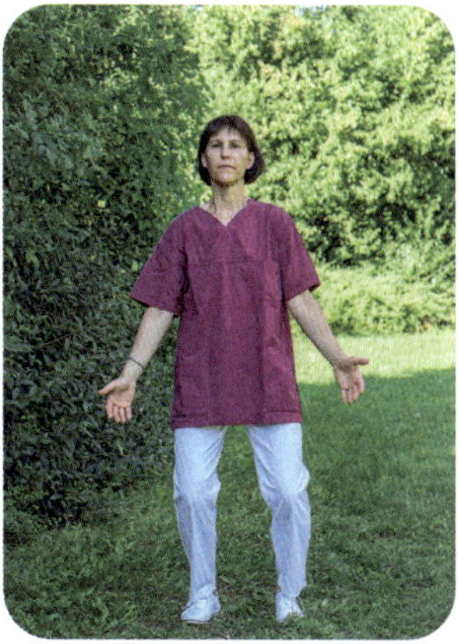

Übung 5: Rudern über den See

Diese Übung hilft bei:

- Problemen in den Beinen, den Knien, den Schultern und der Lunge, bei Magen- und Darmentzündung, bei angeschwollenen Fingern und Nervenschwäche und macht die Wirbelsäule beweglicher. Außerdem ist dies die absolute Übung gegen »Druck« und »wenn's nicht läuft«.

Sie stehen in der Grundstellung und drehen die Handflächen ganz nach vorn. Dabei dreht sich der ganze Arm und das Schultergelenk mit. Nun bringen Sie im Einatmen die Arme in einer Kreisbewegung seitlich über den Kopf. Wenn möglich: Dehnen Sie sich nach oben! Die Handflächen zeigen dabei noch zueinander. Nun lassen Sie die Schultern etwas sinken und drehen die Handflä-

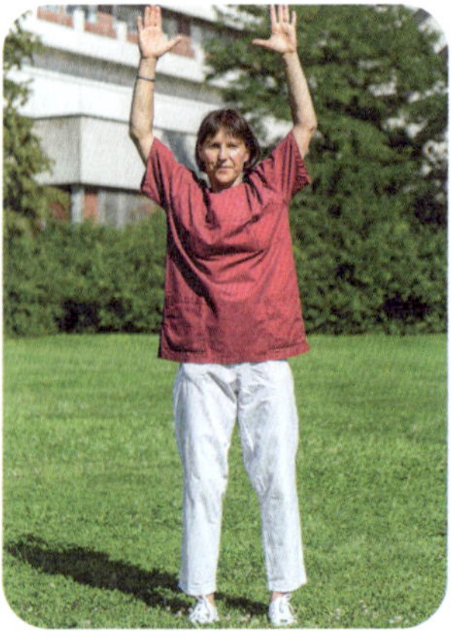

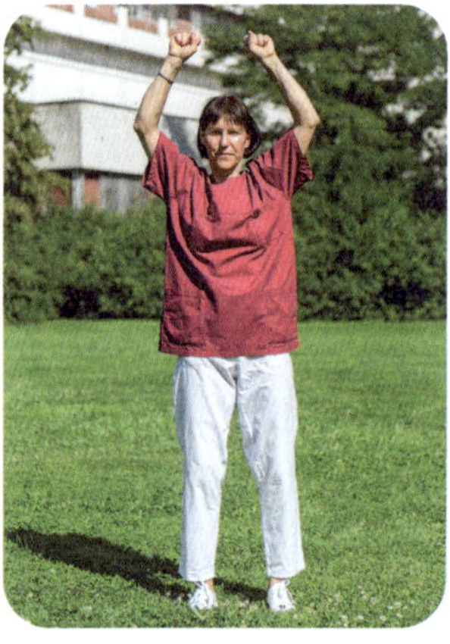

chen nach vorn. Dann führen Sie jeden Finger einzeln zur Handmitte (Lao-Gong-Punkt). Der Mittelfinger beginnt. Dann senken Sie die Fäuste vor dem Körper langsam ab und sinken dabei langsam in die Knie. In Höhe der Taille stellen Sie die Handgelenke auf, bringen sie zu den Körperseiten und öffnen die Fäuste dynamisch. Dabei atmen Sie kräftig aus und sinken deutlich in die Knie. Sie drehen die Handflächen nach vorn und beginnen von Neuem. Wiederholen Sie die Übung achtmal. Abschließend lassen Sie die Hände locker an der Körperseite hängen.

Imagination: Stellen Sie sich vor, Sie gehen an erster Stelle bei einem Wettrudern über die Ziellinie und lassen jetzt erschöpft, aber glücklich die Ruder ins Wasser fallen. Genießen Sie den Triumph des Siegers nach der Anstrengung.

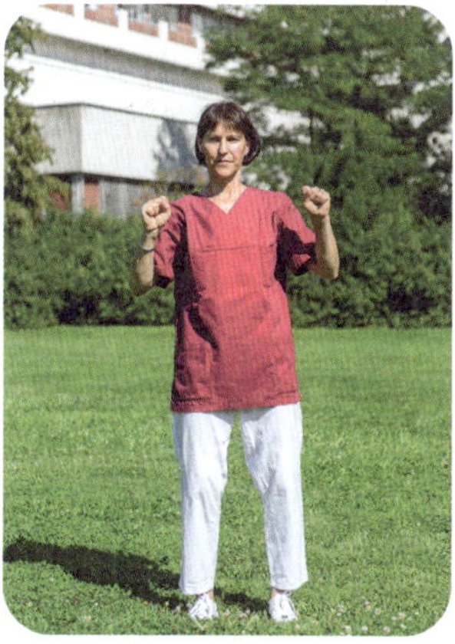

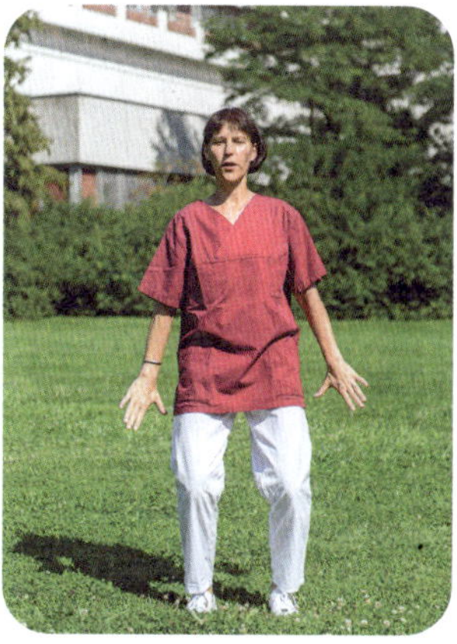

Übung 6: Die Fäuste ballen und stoßen

Diese Übung hilft bei:

- Psychischer und physischer Schwäche, Schlaflosigkeit und Einschlafschwierigkeiten, Problemen bei der Atmung, in den Fingern, Hand- und Schultergelenken.

Sie stehen in der Grundstellung im gut schulterbreiten Stand, schließen die Hände zu lockeren Fäusten und bringen diese auf den Hüftkamm. Die Fingernägel schauen nach oben. Im Ausatmen stoßen Sie langsam die linke Faust nach vorn und drehen sie dabei mit dem Handrücken nach oben. Nun öffnen Sie Ihre Faust langsam und drehen die Handfläche nach oben. Im Einatmen ziehen Sie die Hand sanft zurück zur Hüfte und schließen sie zu einer lockeren Faust. Dann machen Sie die Übung mit der rechten Faust. Sie wiederholen die

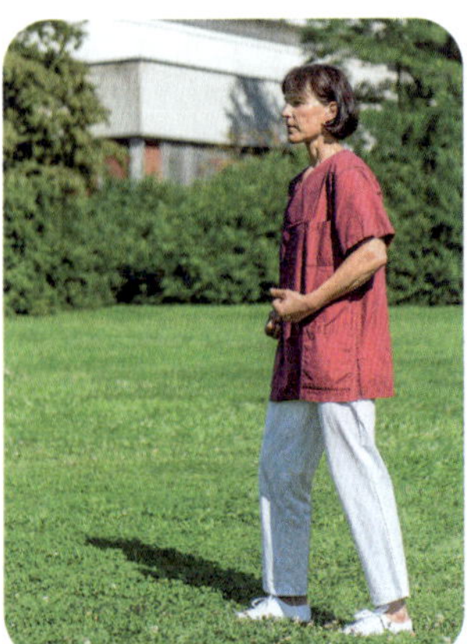

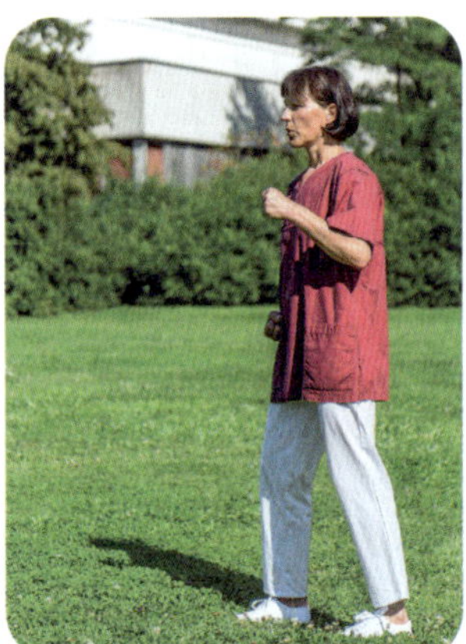

Übung auf jeder Seite viermal. Abschließend lassen Sie die Hände locker an der Körperseite hängen.

Imagination: Stellen Sie sich vor, wen oder was Sie wegboxen oder wegschieben möchten. Sie dürfen auch ganz grimmig dabei blicken. Das stärkt die Augenmuskulatur. Wenn Sie die Hand zurückziehen, dann stellen Sie sich vor, was Sie sich herholen möchten. Holen Sie es vorsichtig, damit Sie Ihren Wunsch sicher ans Ziel bringen!

Tipp

Strecken Sie Ihren Arm nie ganz durch. Üben Sie das kraftvolle Ausatmen und das sanfte Einatmen. Während der Übung stehen Sie mit beiden Füßen vollflächig am Boden.

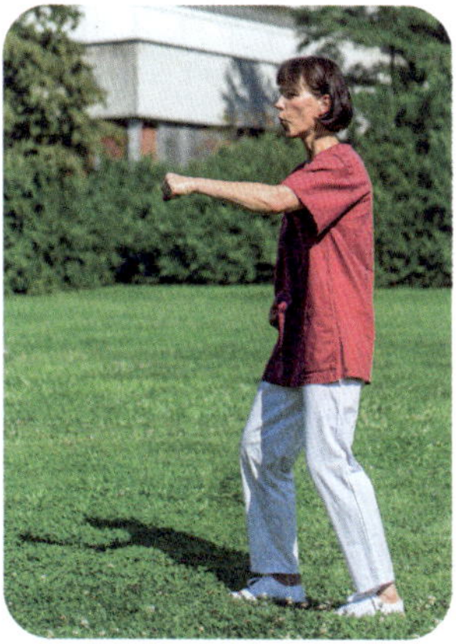

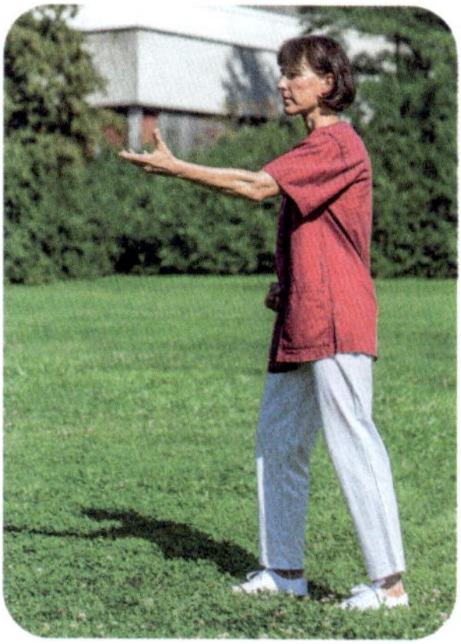

Übung 7: Der gelbe Drache

Diese Übung hilft bei:

- geschwollenen Fingern, Entzündungen der Gelenke, Rückenschmerzen, bei Milz- und Nierenschwäche und Problemen mit der Atmung.

Sie stehen in der Grundstellung. Ihre Arme sind entspannt an den Körperseiten, und Ihre Hände formen einen Vogelkopf, dessen Schnabel nach hinten zeigt (Seite 15). Sie lassen wie bei Übung 1 »Das Chi wecken« (Seite 54 f.) die Arme entspannt vor dem Körper steigen. Dabei atmen Sie ein. Nun ziehen Sie die Ellbogen nach unten und richten die Vogelköpfe auf, die Fingerknöchel zeigen dabei nach oben. Das sieht aus wie bei einem Hündchen. Sie öffnen die Hände, die Handflächen zeigen nach vorn. Dehnen Sie die Finger leicht und atmen Sie

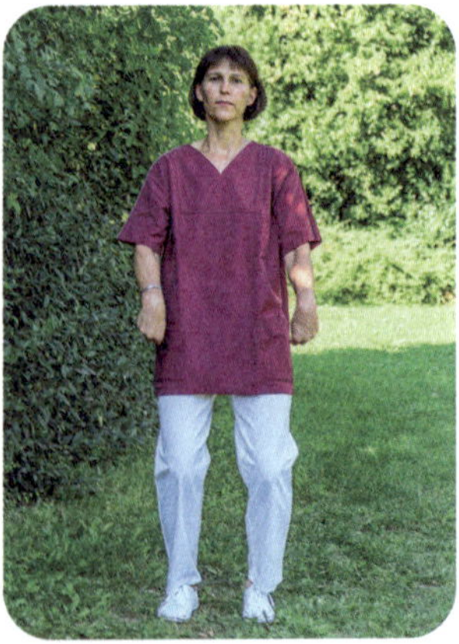

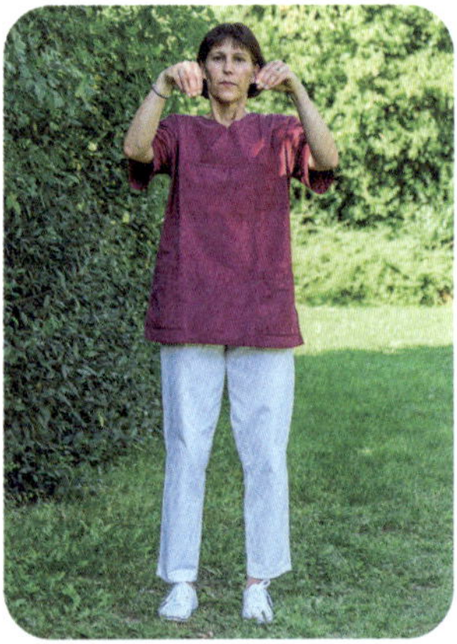

kräftig aus. Nun senken Sie die Hände bis zur Ausgangsstellung ab und lassen sie locker an der Körperseite hängen. Dabei sinken Sie leicht in die Knie. Diese Übung wiederholen Sie achtmal.

Imagination: Stellen Sie sich vor, Ihre Fingerspitzen sind voll Farbe. Im Sinken malen Sie vorsichtig die Luft an. Spüren Sie in Ihre Hände, auch in die Handfläche, und nehmen Sie wahr, wie sich Ihr Brustkorb weitet.

Tipp

Lassen Sie die Hände über die Bewegung der Ellbogen und Handgelenke steigen und sinken. So bleiben Ihre Schultern locker und entspannt!

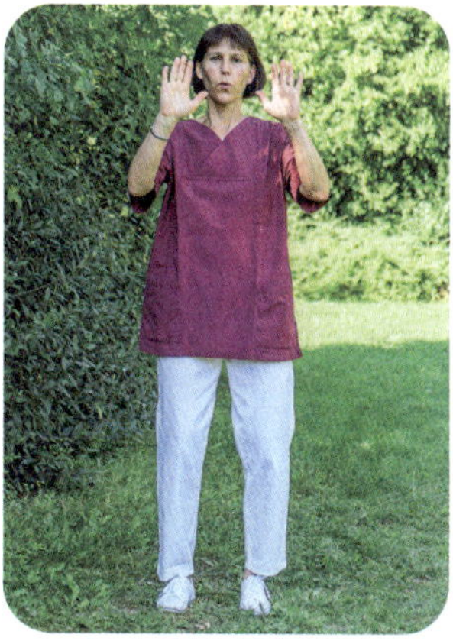

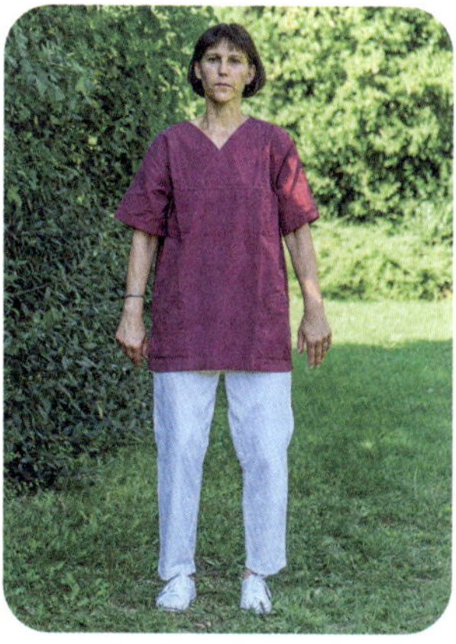

Übung 8: Unartige Kinder treten mit dem Fuß

Diese Übung hilft bei:

- geschwollenen und kraftlosen Beinen, Problemen in Knie und Knöchel, Schlaflosigkeit, Bluthochdruck, Verspannungen in Schultern und Nacken, bei Gleichgewichtsstörungen und Nierenschwäche.

Sie stehen in der Grundstellung. Spüren Sie in Ihren sicheren Stand. Ihr Blick geht nach vorn. Ihre Hände liegen auf den unteren Rippenbogen. Beim Einatmen verlagern Sie Ihr Gewicht auf das linke Bein und ziehen das rechte Knie an. Sie atmen aus und stoßen mit der Ferse nach vorn. Im Einatmen ziehen Sie das Bein wieder zum Körper und stellen es im Ausatmen parallel zum linken ab.

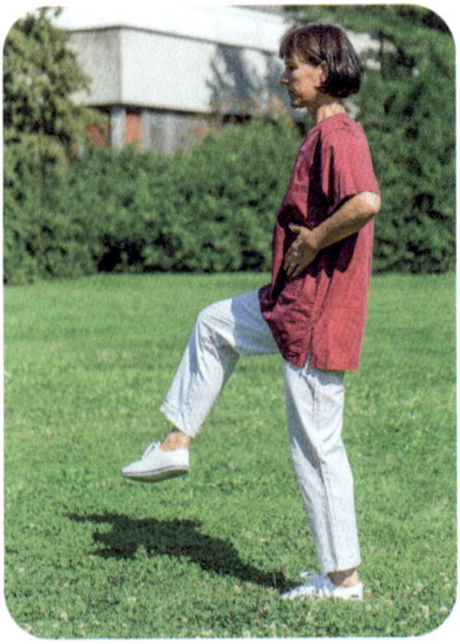

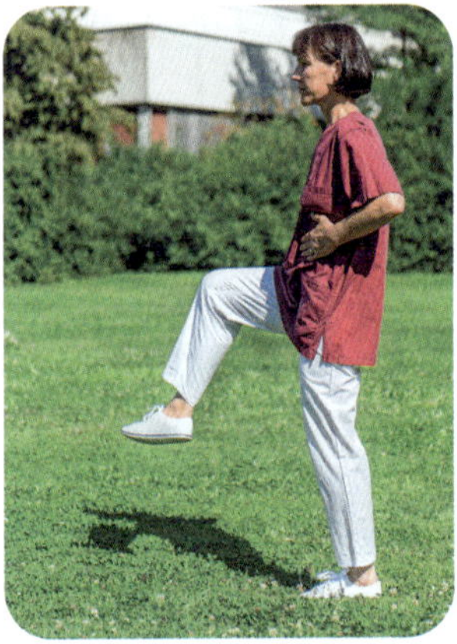

Nun machen Sie die Übung mit dem anderen Bein. Abschließend lassen Sie die Hände locker an der Körperseite hängen.

Imagination: Sie dürfen sich abreagieren! Treten Sie einfach so, wie es zornige Kinder machen! Nur keine Hemmungen.

Tipp

Bleiben Sie aufrecht, und sorgen Sie für einen sicheren Stand! Erst wenn Sie fest stehen, heben Sie einen Fuß. Fallen Sie nicht über Ihren eigenen Schwung! Spüren Sie, wie Sie wieder frei durchatmen können? Sie sind etwas los geworden!

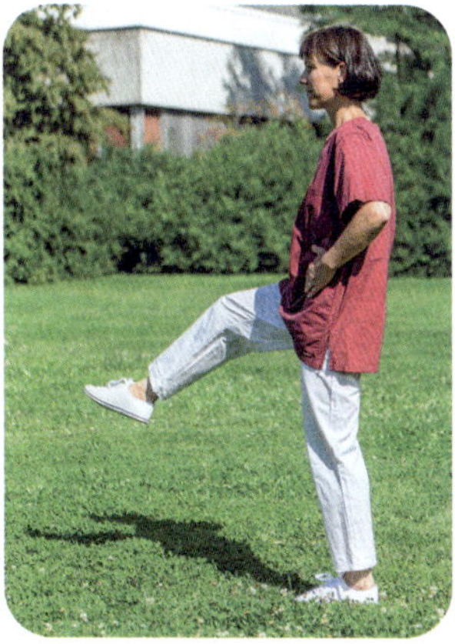

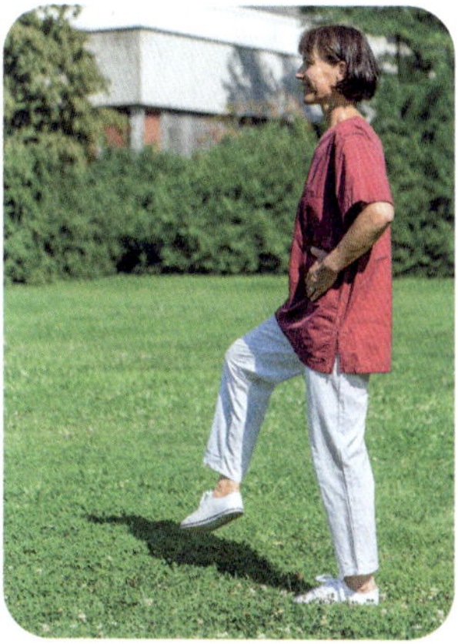

Übung 9: Wie eine Wildgans fliegen

Diese Übung hilft bei:

- psychischen Verspannungen, Stress, Nervenschwäche, Verspannungen im Schulter- und Nackenbereich und in den Armen. Sie kräftigt die Beinmuskulatur und die Atmung.

Sie stehen in der Grundstellung. Führen Sie Ihre Hände vor dem Unterbauch zusammen, sodass sich Ihre Fingernägel berühren. Die Handflächen schauen dabei nach oben. Im Einatmen trennen Sie die Hände. Die Ellbogen ziehen die Arme nach außen, und Sie heben die Arme seitlich vor dem Körper möglichst bis über den Kopf. In der Endposition stehen Sie mit aufrechtem Rücken auf den Fußballen. Ihre Handgelenke sind entspannt, die Handflächen und Fingerspitzen zeigen nach unten. Dann

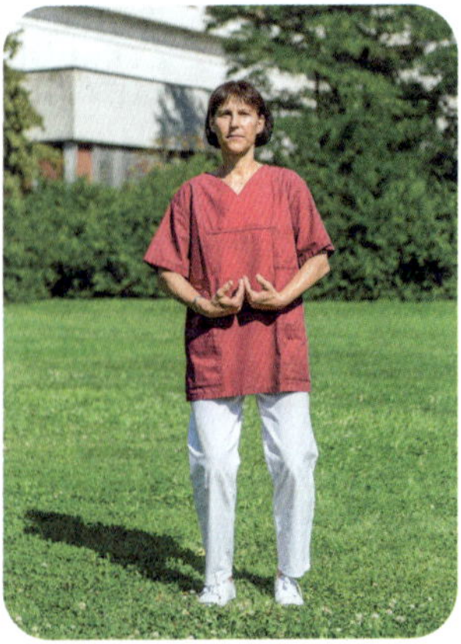

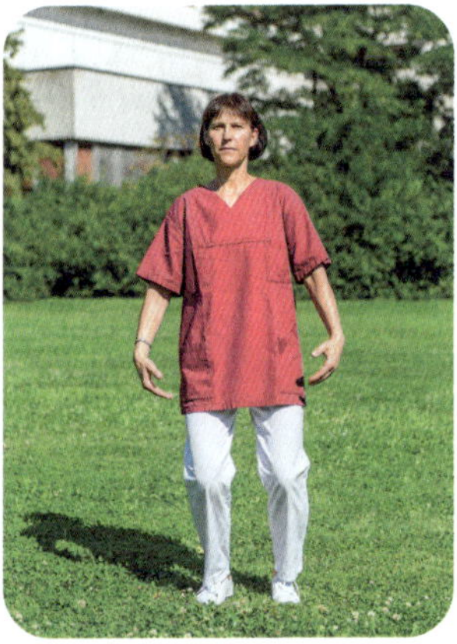

sinken Sie im Ausatmen leicht in die Knie, lassen die Schultern fallen und bringen Arme und Hände zurück in die Ausgangsposition.
Nach acht Wiederholungen legen Sie die Hände locker auf den Unterbauch.

Imagination: Stellen Sie sich vor, Sie steigen wie ein Vogel in der Luft. Sie sind ganz leicht, Ihre Flügel tragen Sie höher und höher. Spüren Sie in die angenehme Leichtigkeit, die sich in Ihrem Körper ausbreitet.

Tipp

Heben und senken Sie die Arme nicht mit durchgestreckten Gelenken! Ziehen Sie nicht die Schultern nach oben!

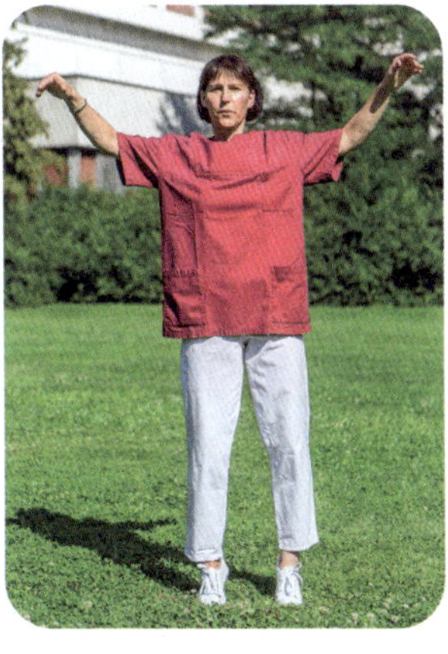

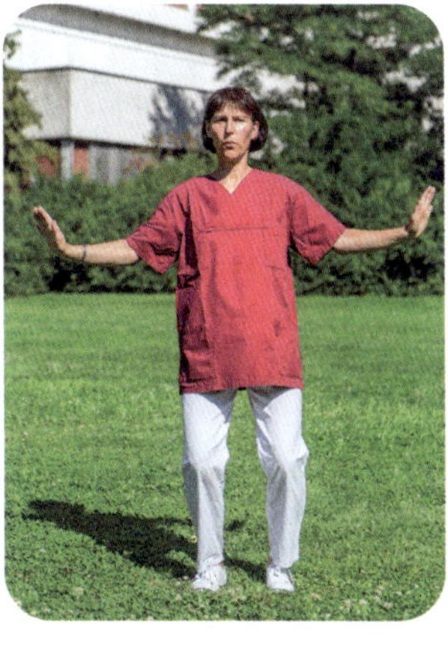

Übung 10: Die Welle schieben

Diese Übung hilft bei:

- einer Überfunktion der Leber, Krampfadern, Verkrampfungen, psychischen Schwankungen, Unruhe und Stress, Problemen mit der Atmung, Blasen- und Rückenbeschwerden.

Sie stehen in der Grundstellung und setzen den rechten Fuß schulterbreit in Schrittlänge nach vorn ab. Der linke Fuß ist leicht ausgedreht. Ihre Handballen liegen auf den Hüftknochen rechts und links. Im Ausatmen verlagern Sie Ihr Gewicht auf das rechte Bein und nehmen die Hüfte, die Schulter und die Arme mit nach vorn. Ihre Hände beschreiben dabei eine Halbkreisbewegung nach vorn oben. Auch die Fingerspitzen zeigen nach vorn oben.

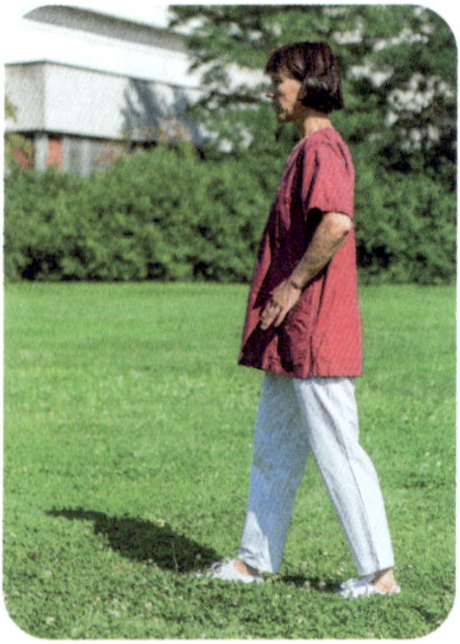

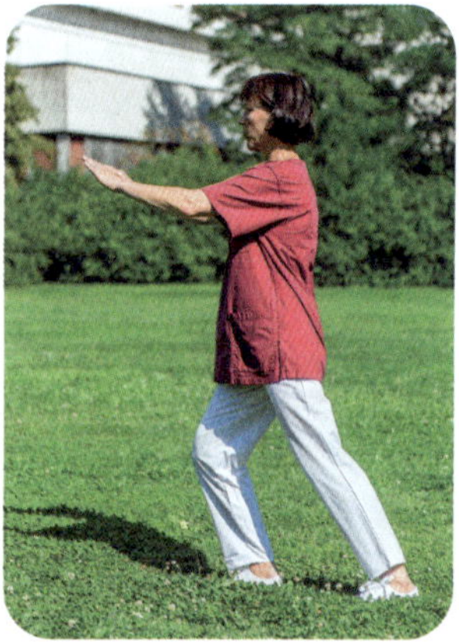

Dann kippen Sie die Handgelenke, die Fingerspitzen zeigen nach unten. Sie beugen die Ellbogen und bringen die Hände in einer nach oben beginnenden Halbkreisbewegung zurück zur Hüfte. Atmen Sie ein, während Ihr Gewicht auf das hintere, linke Bein sinkt. Sie haben jetzt einen ganzen Kreis beschrieben. Wiederholen Sie diese Übung viermal, dann wechseln Sie auf das andere Bein. Üben Sie auf dieser Seite ebenfalls viermal. Abschließend legen Sie die Hände locker auf den Unterbauch.

Imagination: Gehen Sie in Gedanken ans Meer, an einen See oder Fluss. Stellen Sie sich vor, Ihre Armbewegung beschreibt den Fluss der Wellen, und Ihr Atem fließt wie das Wasser: gleichmäßig und ruhig. Spüren Sie in die Kraft und in die Ruhe, die durch Ihren Körper strömt.

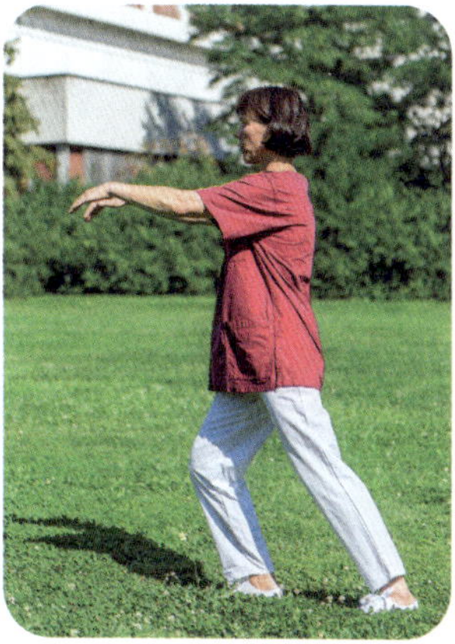

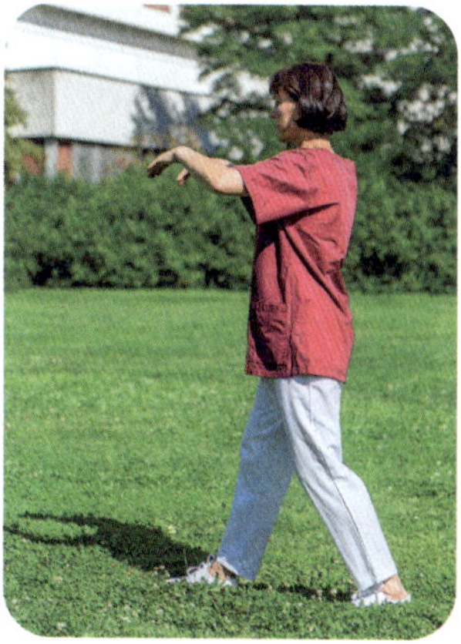

Übung 11: Den Chi-Ball prellen

Diese Übung hilft bei:

- Rücken-, Blutdruck- und Verdauungsproblemen, Verkrampfungen in den Handgelenken und Schultern, bei Gleichgewichtsstörungen. Sie verbessert die Koordination und den Rechts-Links-Ausgleich.

Sie stehen in der Grundstellung, Ihre Arme sind seitlich am Körper. Sie drehen Ihre Hände vom kleinen Finger aus, bis die Handflächen nach hinten schauen. Nun verlagern Sie Ihr Gewicht langsam auf das rechte Bein. Sie atmen ein und heben die rechte Hand und das linke Knie an, bis sich die rechte Hand in Brusthöhe befindet und die Handfläche nach unten zeigt. Das linke Knie sollte nun rechtwinklig oder mehr abgewinkelt sein. Nun können Sie ausatmen und Hand und Bein entspannt sinken

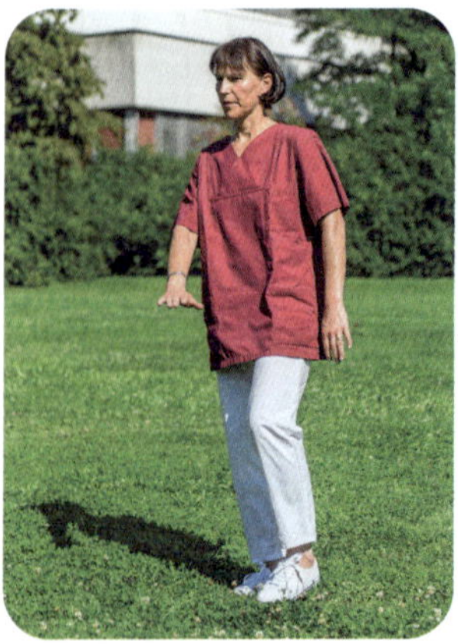

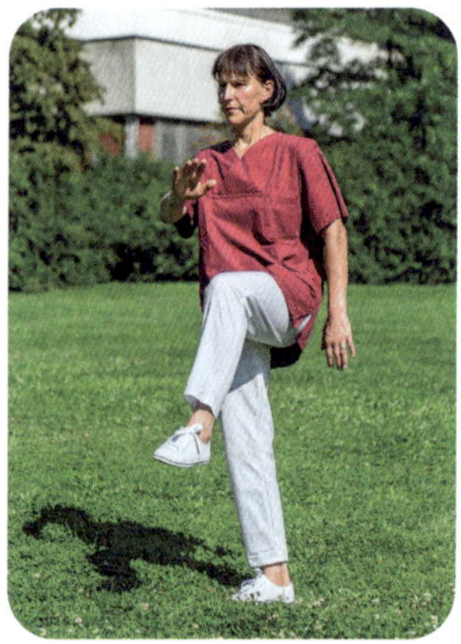

lassen. Verlagern Sie Ihr Gewicht wieder gut auf beide Beine, und starten Sie mit dem rechten Bein neu. Abschließend legen Sie die Hände locker auf den Unterbauch.

Imagination: Stellen Sie sich vor, Sie würden einen bunten Kinderball auf Ihrem Knie prellen: Lassen Sie ihn springen und hüpfen. Und weil Sie ja die Erfahrung eines Erwachsenen mit dem Spieltrieb eines Kindes verbinden können, verlieren Sie die Kontrolle weder über den Ball noch über Ihre Haltung. Spüren Sie, wie Sie sicher und fest stehen, wie Sie nichts aus dem Gleichgewicht bringen kann.

☞ Sie bestimmen, wie schnell Ihr Ball springt. Nehmen Sie sich Zeit, und bleiben Sie dabei aufrecht!

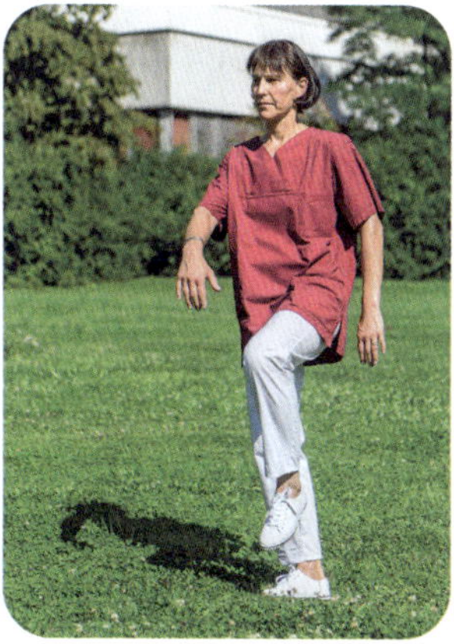

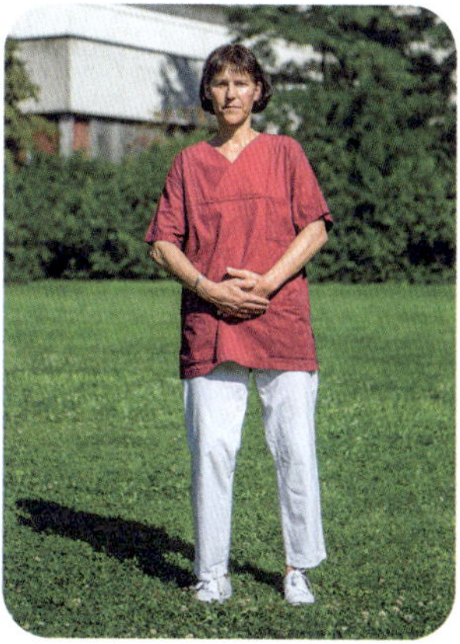

Übung 12: Die innere Kraft auf das Dantien lenken

Diese Übung hilft bei:

- innerer Unruhe, Darm-, Leber- und Blasenentzündung und bei Nierenschwäche.

Sie stehen in der Grundstellung und spüren in Ihren sicheren und festen Stand! Dann bringen Sie im Einatmen die Hände auf den Nabel. Spannen Sie dabei den Bauch leicht an. Nun liegt eine Handfläche auf dem Handrücken der anderen. Sie atmen aus und entspannen Ihren Bauch wieder.
Kreisen Sie nun mit aufeinandergelegten Händen achtmal im Uhrzeigersinn nach links. Atmen Sie ein, wenn die Hände über dem Nabel sind und eine Aufwärtsbewegung machen. Atmen Sie aus, wenn die Hände unter

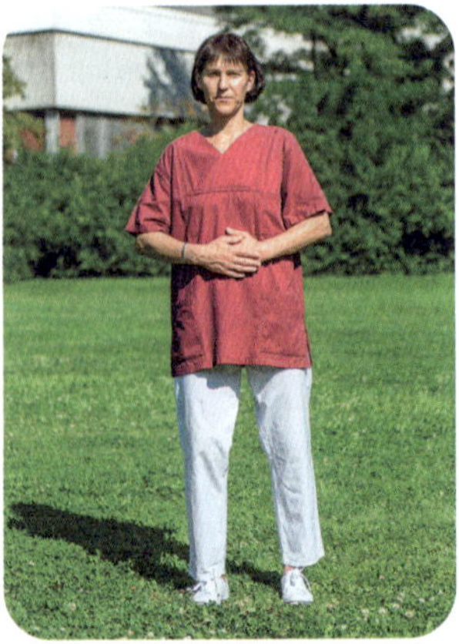

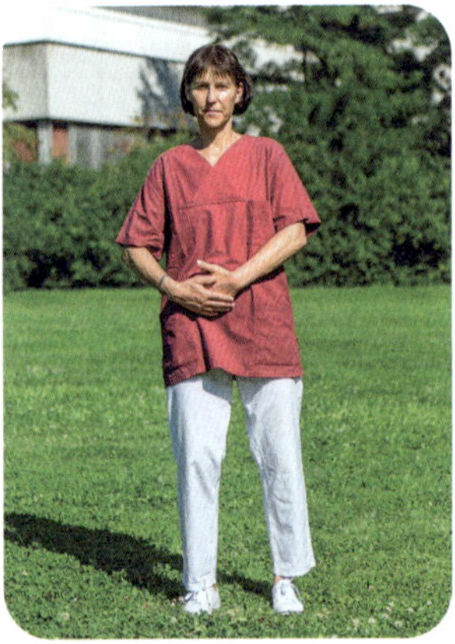

dem Nabel sind und eine Abwärtsbewegung machen. Dann wechseln Sie die Handhaltung und kreisen achtmal nach rechts. Zum Schluss lassen Sie die Hände auf dem Nabel liegen, spüren in Ihren Bauch und atmen aus. Spüren Sie, wie Ihr Bauch im Atemfluss anspannt und entspannt. Genießen Sie die sanfte Massage.

Imagination: Seien Sie wieder mal ein Kind! Ein Kind, das sich in Vorfreude auf seine Lieblingsspeise das Bäuchlein reibt. Genießen Sie den Gedanken an den Genuss!

☞ Traditionell liegt beim Mann die linke Hand unten und bei der Frau die rechte. Wenn Ihnen diese Haltung fremd vorkommt, dann lassen Sie jene Hand auf dem Nabel, die sich automatisch darauf legt, und die andere kommt darüber.

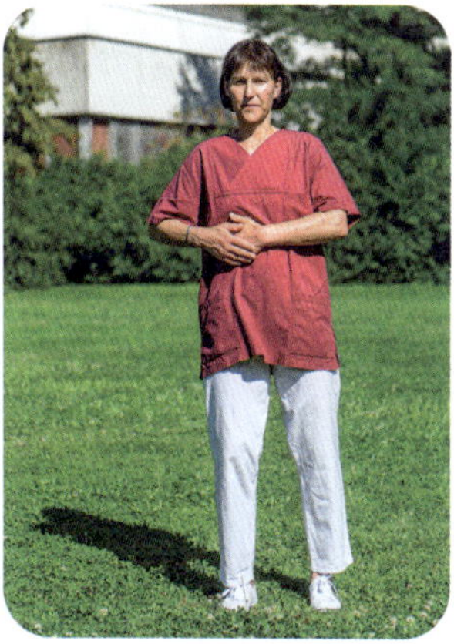

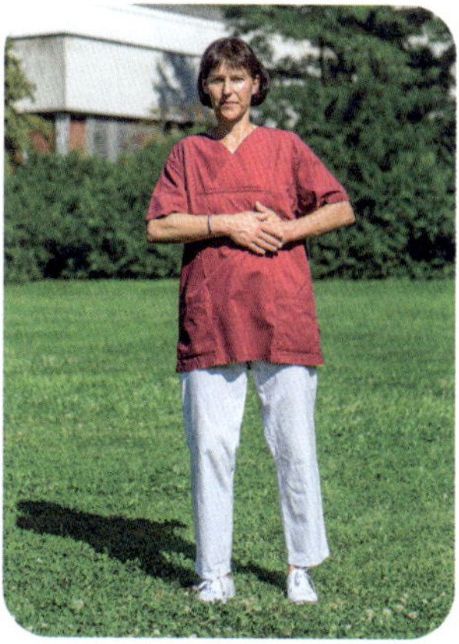

Übung 13: Das Qi in den Körper füllen

Diese Übung hilft bei:

- Atembeschwerden und Nervosität, Verbesserung der Körperwahrnehmung.

Sie stehen in der Grundstellung. Beim Einatmen drehen Sie die Handflächen nach vorn und lassen die Arme in einer Kreisbewegung locker steigen, bis sich die Handflächen über dem Kopf gegenüber stehen. Dann kippen Sie die Handgelenke. Jetzt zeigen die Handflächen zum Scheitel. Es sieht aus, als würden Sie einen großen Ball nach oben halten.
Atmen Sie nun aus, und lassen Sie Ihre Hände locker vor den Körper bis zum Unterbauch sinken. Ihre Handflächen zeigen nach unten. Wiederholen Sie die Übung achtmal.

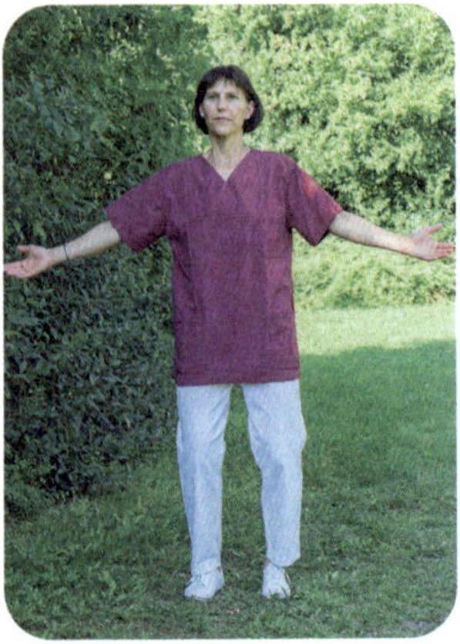

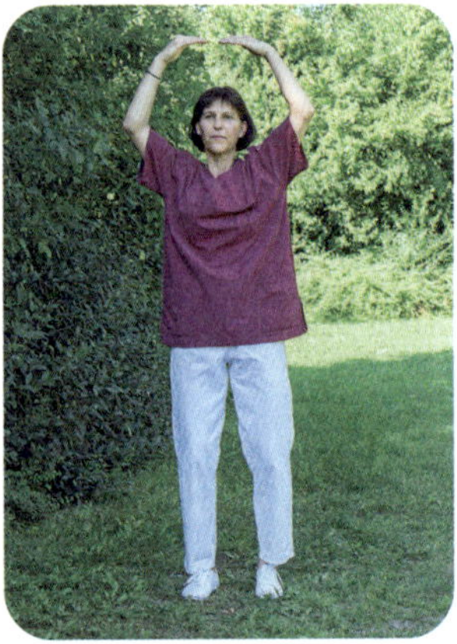

Spüren Sie in den Energiefluss – wie das Qi über den Scheitelpunkt in den Körper fließt, langsam die Wirbelsäule hinunter, bis ins Steißbein, bis in den Unterbauch. Abschließend legen Sie die Hände auf den Unterbauch.

Variante: Sie können im Absenken auch Ihre Handflächen zum Körper drehen. Spüren Sie in Ihren Körper. Wählen Sie die Variante, die Ihnen heute besonders guttut.

Imagination: Stellen Sie sich vor, Sie sammeln das Licht und die Wärme der Sonne, die Energie des Universums und das beste Gefühl, das Sie haben können, mit Ihren Armen ein. All dies fließt nun in Sie hinein und bringt Ihnen neues Wohlbefinden.

☞ Mit dieser Übung beenden Sie Ihren Übungsablauf.

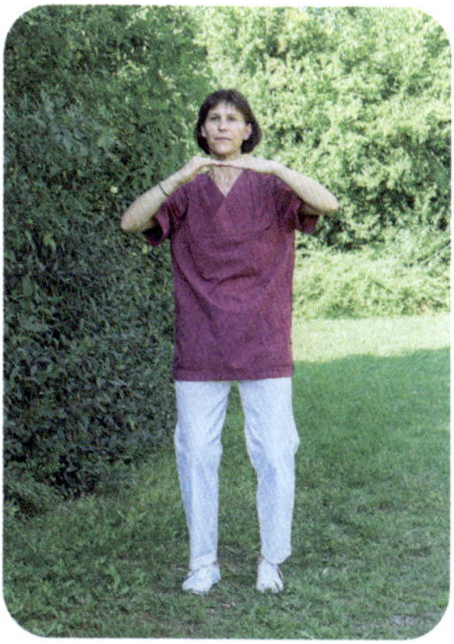

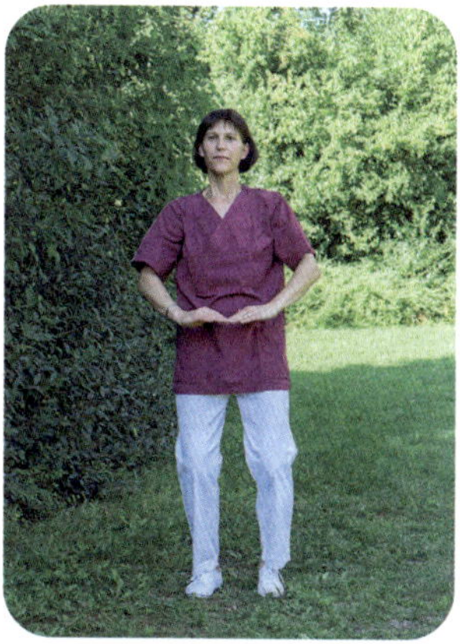

Übung 14: Die Wolkenhände

Diese Übung hilft bei:

- Verdauungsstörungen, Nierenschwäche und Verspannungen im Schulterbereich. Sie trainiert und koordiniert die Gehirnfunktionen und verbessert die Körperwahrnehmung und die Energieaufnahme.

Die Übung »Die Wolkenhände« ist für mich eine der schönsten und effektivsten Bewegungen des Tai Chi und fühlt sich sehr gut an. Ich habe sie bewusst aus dem Übungsablauf herausgenommen, denn sie ist etwas schwieriger zu erlernen.
Wenn Sie schon Tai-Chi-/Qi-Gong-Erfahrung haben, dann können Sie diese Übung jederzeit in Ihr Übungsprogramm einfügen. Sonst beginnen Sie bitte zuerst mit nachfolgender Vorübung.

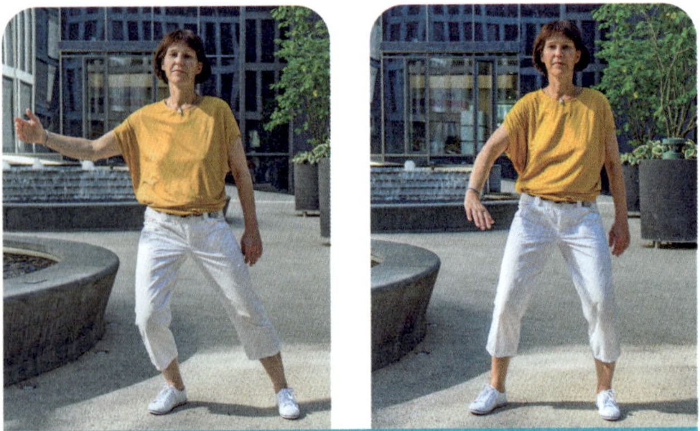

Die Vorübung

Die Vorübung

Sie stehen in der Grundstellung und beschreiben mit dem rechten Arm einen Kreis vor dem Oberkörper. Wenn Sie das fließend können, dann üben Sie links.
Armhaltung: Der Arm wird mit ca. 20 cm Abstand vor dem Körper bewegt. Sie beugen jetzt leicht den Ellbogen, das Handgelenk ist locker entspannt. Sie ziehen den Arm nach rechts außen, senken den Ellbogen ab und lassen die Schulter leicht fallen. Jetzt schiebt der rechte Ellbogen die Hand nach links. Das Handgelenk und der Ellbogen beugen sich, und Sie heben über den Ellbogen die Hand an. Jetzt starten Sie den zweiten Kreis.
Handhaltung: Die Handfläche zeigt in der Abwärtsbewegung und vor dem Unterkörper nach unten, in der Aufwärtsbewegung und vor dem Hals zum Körper; die Handgelenke bleiben entspannt.

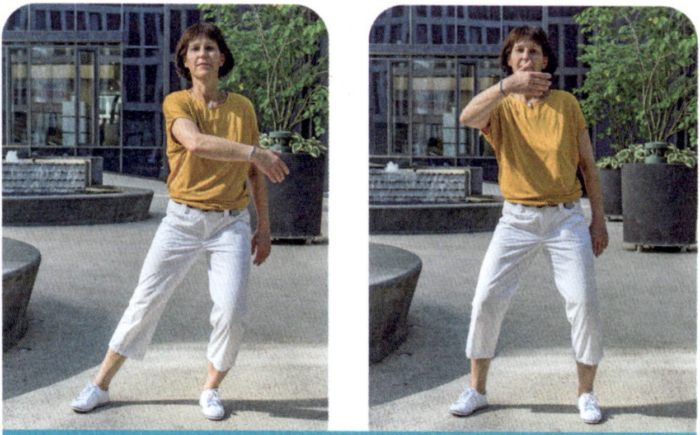

Die Vorübung

Beine und Füße: Die Beine sind in den Knien locker entspannt. Die Füße stehen vollflächig auf dem Boden. Das Gewicht ist gleichmäßig auf beiden Füßen verteilt.
Sie üben wie bisher weiter, nehmen aber die Gewichtsverlagerung dazu. Das heißt, wenn Ihre rechte Hand nach links zieht, nehmen Sie Ihr Gewicht mit aufs linke Bein; das rechte Bein wird entlastet. Wenn Ihr Ellenbogen nach rechts zieht, geht Ihr Gewicht auf das rechte Bein, und das linke Bein wird entlastet. Beide Füße stehen während der ganzen Übung vollflächig auf dem Boden.
Üben Sie, bis das Kreisen und die Gewichtsverlagerung fließend funktionieren, und beachten Sie die Haltung des Handgelenks.
Wichtig: Die Bewegung kommt aus dem Körper. Die Hüfte nimmt in der Gewichtsverlagerung Schulter, Arme und Hände mit.

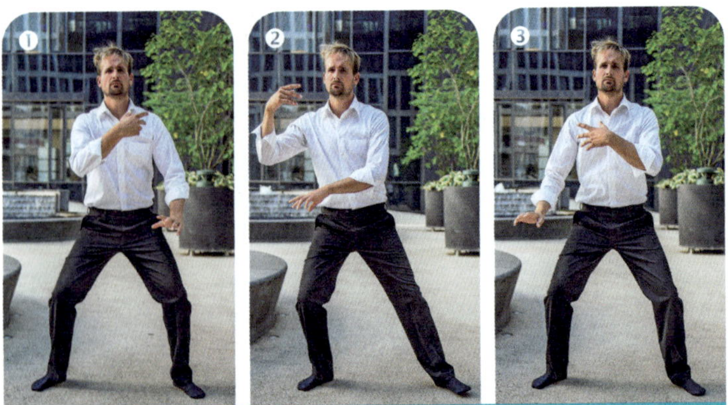

Der komplette Übungsablauf

Imagination: Stellen Sie sich vor, Sie nehmen mit der Handfläche in der Abwärtsbewegung und vor dem Unterbauch Erdenergie auf und geben diese in der Aufwärtsbewegung in den Körper.

Der komplette Übungsablauf

Nun kombinieren Sie beide Bewegungen zu einer. Dabei stehen Sie etwas breiter und mit leicht gebeugten Knien. Ihre rechte Hand ist oben, die linke unten (1). Im Ausatmen verlagern Sie nun auf rechts und machen seitlich einen Handwechsel. Das heißt, die linke Hand kommt hoch, die rechte geht runter (2).
Nun nehmen Sie beide Hände und Ihr Gewicht beim Einatmen mit nach links und machen dort wieder einen Handwechsel (3). Der Handwechsel geschieht über das Heben und Senken der Ellenbogen.

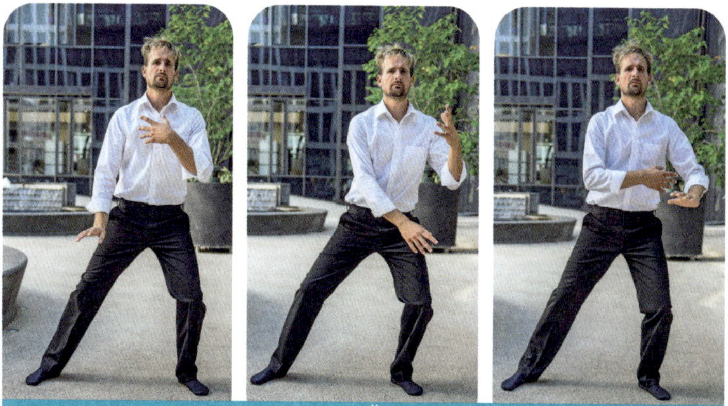

Der komplette Übungsablauf

Üben Sie im Fluss weiter. Spüren Sie in Ihre Atmung, lassen Sie den Atem fließen. Wenn Sie »in Fluss« gekommen sind, atmen Sie in der Gewichtsverlagerung zu einer Seite hin aus und zur anderen ein. Bleiben Sie dabei aufrecht und locker in den Schultergelenken. Beide Füße stehen vollflächig auf dem Boden. Auch bei dieser Übung gilt: Die Bewegung kommt aus dem Körper. Die Hüfte nimmt in der Gewichtsverlagerung Wirbelsäule, Schultern, Arme und Hände mit.
Vergessen Sie während der Übung nicht, Ihre Hände zu drehen und die Ellbogen zu beugen.
Abschließend legen Sie die Hände locker auf den Unterbauch.

Imagination: Stellen Sie sich vor, Sie fassen mit beiden Händen in eine weiche Wolke und legen die Unterarme und Hände auf dieser Wolke ab.

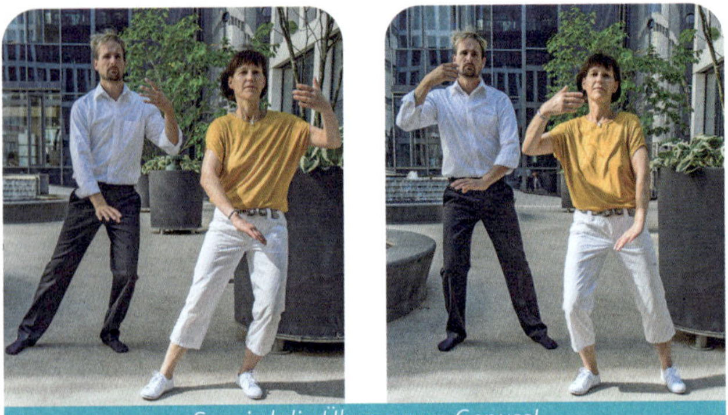

So wird die Übung zum Genuss!

Die Form der fünf Elemente

»Die Form der fünf Elemente« harmonisiert den Körper und die Emotionen. Dies ist keine klassische Tai-Chi-Form. Es handelt sich um eine Kurzform, die positive Auswirkung auf Ihre Gesundheit hat und zu innerer Ausgeglichenheit führt. Für die einzelnen Übungen brauchen Sie bei viermaliger Wiederholung circa sechs Minuten Zeit. Voraussetzung: Sie beherrschen die einzelnen Übungen!
Idealerweise gönnen Sie sich 15 Minuten und beginnen mit Vorübungen und den Basisübungen, um locker

Der unterstützende Elemente-Zyklus

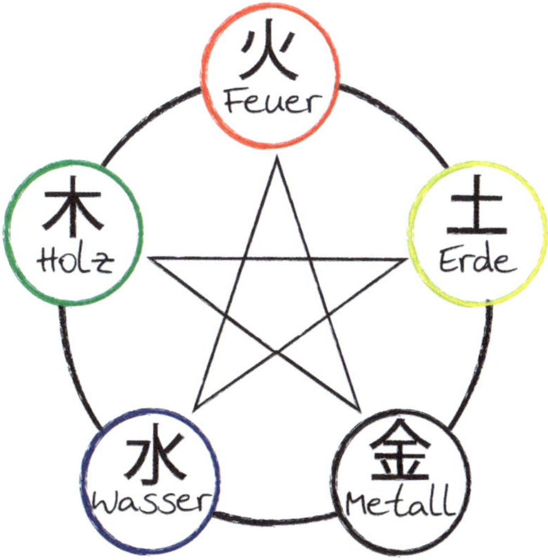

zu sein und in den ganzen Genuss der Wirkung zu kommen. Bleiben Sie nach Übungsende noch einen Augenblick in der Ruhe, um die gesammelte Energie zu speichern.

Im Bewegungsablauf »Die Form der fünf Elemente« wird jedes Element durch eine eigene Bewegung dargestellt. Sie können jede einzelne Übung mehrfach wiederholen. Wenn Sie die ganze Form am Stück ausführen, halten Sie sich bitte unbedingt an den vorgegebenen Ablauf. Die Form ist in der unterstützenden Reihenfolge aufgebaut. Das heißt, ein Element unterstützt das andere.

Die einzelnen Übungen bauen in ihrer Wirkung aufeinander auf.

Die gesundheitliche Wirkung der Elemente

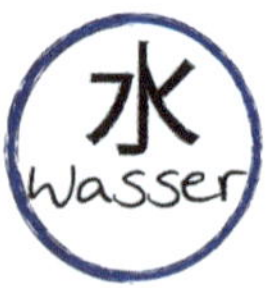

Das Wasser-Element

Diese Übung harmonisiert den Blasen- und den Nierenmeridian. Sie kräftigt die Beinmuskulatur, besonders die Oberschenkel, führt zu einem sicheren Stand und mobilisiert die Schulterregion.

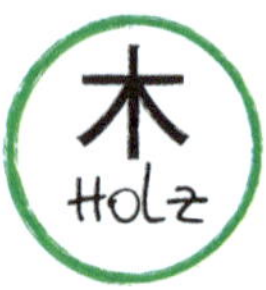

Das Holz-Element

Diese Übung harmonisiert Gallenblasen- und Lebermeridian. Sie hilft bei Atemproblemen, kräftigt die Armmuskulatur und dehnt die Rumpfseiten.

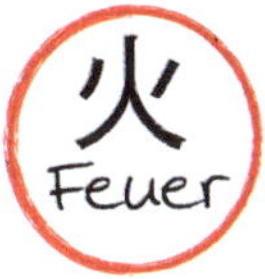

Das Feuer-Element

Diese Übung harmonisiert den Herz-, den Dünndarm- und den Perikardmeridian. Sie kräftigt die Beinmuskulatur, fördert einen sicheren Stand, mobilisiert die Schulterregion und öffnet die Kreislaufpunkte in den Achselhöhlen.

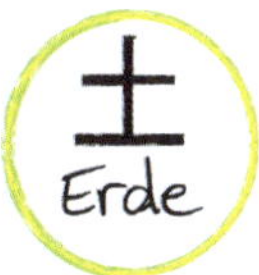

Das Erd-Element

Diese Übung harmonisiert den Magen- und den Milzmeridian. Sie fördert einen sicheren Stand, mobilisiert Ellbogen- und Schultergelenke und wirkt beruhigend und harmonisierend.

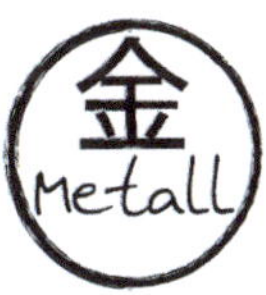

Das Metall-Element

Diese Übung harmonisiert den Lungen- und den Dickdarmmeridian. Sie dehnt die Arm- und Rumpfmuskulatur, kräftigt die Beinmuskulatur und fördert einen sicheren Stand und das Gleichgewicht.

Zum Himmel öffnen

Diese Abschlussübung des Elemente-Zyklus dehnt den Herz- und den Lungenmeridian. Sie mobilisiert die Schulterregion und die Handgelenke und fördert eine tiefe Atmung. Sie öffnet die Kreislaufpunkte in den Achselhöhlen, bringt Energie in den Körper, macht wach und hilft, sich abzugrenzen.

Die Entsprechungen der fünf Elemente

	Holz	Feuer
Yin-Organ	Leber	Herz
Yang-Organ	Gallenblase	Dünndarm
Sinnesorgan	Augen	Zunge
Sinnesfunktion	Sehen	Sprechen
Geschmack	Sauer	Bitter
Körperschicht	Sehnen, Muskeln	Gefäße
Farbe	Grün	Rot
Jahreszeit	Frühling	Sommer
Klima	Wind	Hitze
Himmelsrichtung	Osten	Süden
Yang	Emotion	Zorn
Ethische Prinzipien	Menschlichkeit	Liebe

Dem Erd-Element sind Magen und Milz zugeordnet.

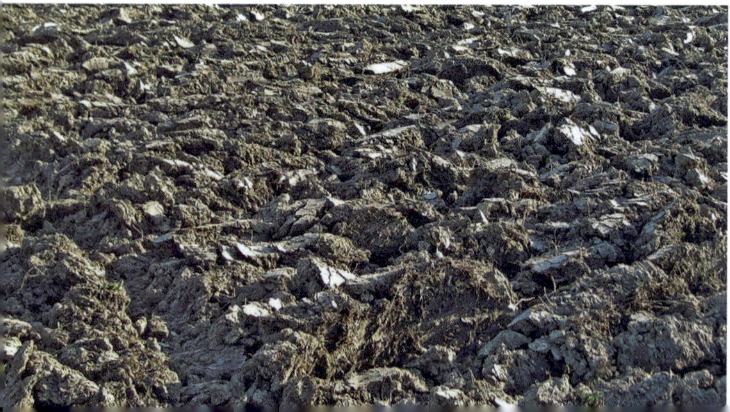

Erde	Metall	Wasser
Milz	Lunge	Nieren
Magen	Dickdarm	Blase
Mund	Nase	Ohren
Schmecken	Riechen	Hören
Süß	Scharf	Salzig
Bindegewebe	Haut	Knochen
Gelb	Weiß	Blau/Schwarz
Spätsommer	Herbst	Winter
Feuchtigkeit	Trockenheit	Kälte
Zentrum	Westen	Norden
Hass	Sorge	Trauer
Vertrauen	Gerechtigkeit	Weisheit

INFO

ÜBUNGSABLAUF

1. Zuerst wecken Sie in der Grundstellung das Chi (Übung 1).
2. Üben Sie in der angegebenen Reihenfolge.
3. Sie führen die einzelnen Elementeübungen (Übung 2 bis Übung 6) aus und wiederholen dabei jedes Element viermal.
4. Sie beenden »Die Form der fünf Elemente« immer mit der Abschlussübung »Zum Himmel öffnen« (Übung 7).

Übung 1: Der Anfang – Das Chi wecken

Diese Übung wird in der Form nur einmal ausgeführt. Sie stehen in der Grundstellung. Ihre Arme hängen locker an den Körperseiten, die Fingerspitzen zeigen nach unten, die Knie sind locker entspannt. Drehen Sie die Handflächen nach hinten, und lassen Sie die Arme vor dem Körper ganz locker bis in Brusthöhe steigen. Dabei atmen Sie ein. Die Ellbogen zeigen nach außen, und die Hände hängen entspannt an den Handgelenken. Stellen Sie sich vor, um Ihre Handgelenke wäre ein Faden gebunden, der diese nach oben zieht und hält. Die Ellbogen sind tiefer als die Handgelenke. Nun senken Sie die Ellbogen ab und ziehen die Hände Richtung Oberkörper. In den Achselhöhlen bleibt immer noch Luft. Atmen Sie aus, und sen-

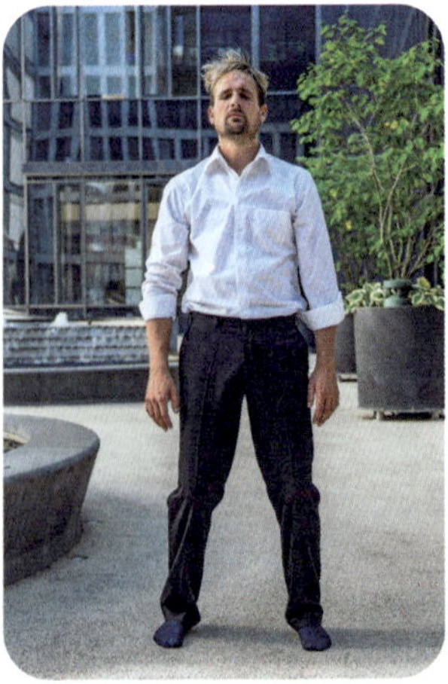

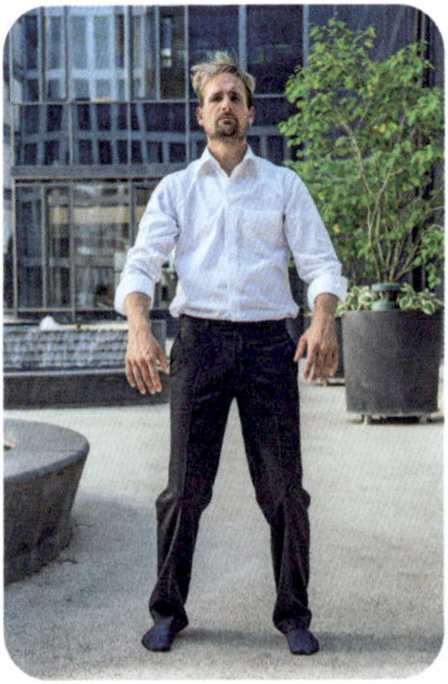

ken Sie die Hände vor dem Körper ab. Dabei zeigen erst die Handflächen, dann die Fingerspitzen nach unten.

Imagination: Stellen Sie sich vor, Sie stehen am Horizont und legen Ihre Hände auf eine weiche Wolke, die langsam bis in Brusthöhe aufsteigt. Sie trägt das Gewicht Ihrer Arme und Hände. Wenn die Wolke wieder sinkt, können Sie sogar die Unterarme darauf ablegen. Das fühlt sich ein bisschen an wie Fliegen!

Tipp

Mit dieser Übung beginnen Sie jede Übungseinheit.

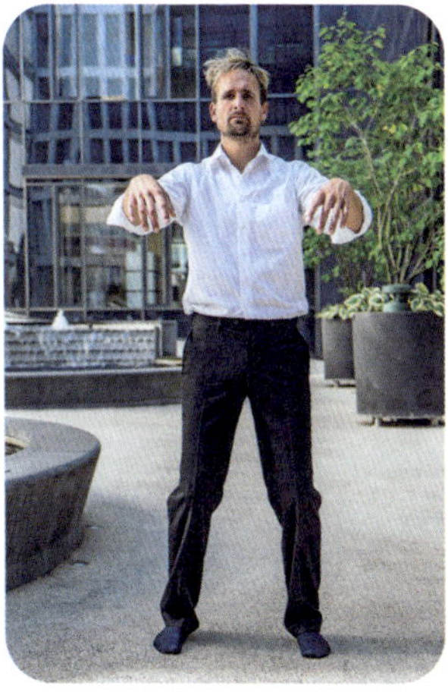

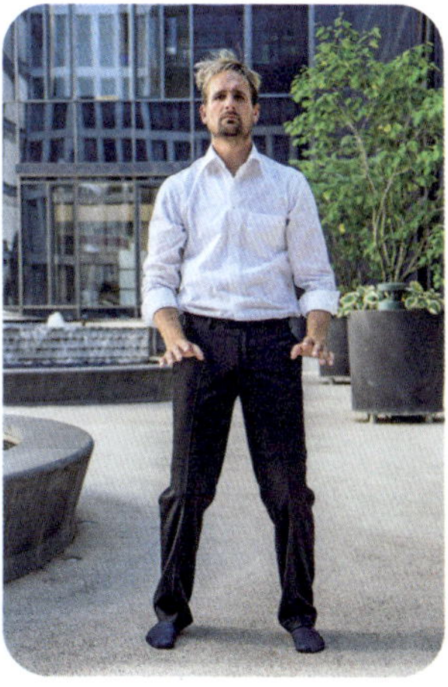

Übung 2: Das Wasser-Element

Sie stehen in der Grundstellung und gehen langsam, möglichst mit geradem Rücken, in die Hocke. Dabei atmen Sie ein. In dieser Bewegung sinkt der Po in Richtung Fersen hinunter. Gehen Sie nur so tief, wie Sie es problemlos durchführen können. Beide Fußsohlen bleiben auf dem Boden. Ihre Hände greifen nach unten, als ob Sie dort klares Wasser schöpfen wollten.
Sie bringen in der Vorstellung dieses Wasser in Ihren Händen, wie in einer Schüssel, vor den Körper. Ihre Ellbogen bleiben gebeugt. Drücken Sie sich **langsam** aus den Oberschenkeln heraus hoch. Gleichzeitig steigen Ihre Schüsselhände über den Kopf. Atmen Sie dabei ein. Nun gießen Sie das »Wasser« über Kopf und Oberkörper aus. Lassen Sie Ihre Hände vor dem Oberkörper absinken, Ihre Handflächen zeigen nach unten. Wenn möglich,

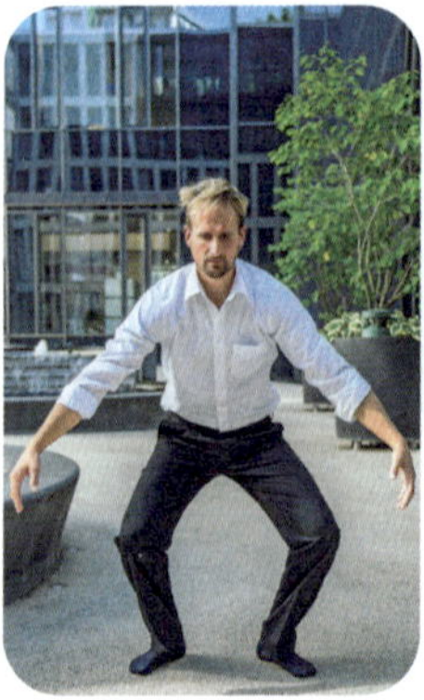
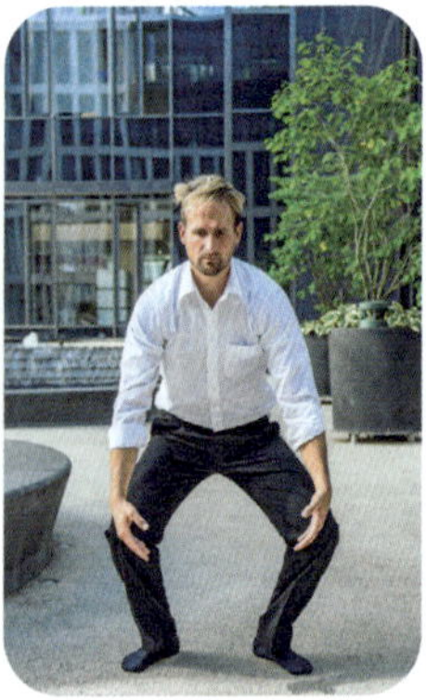
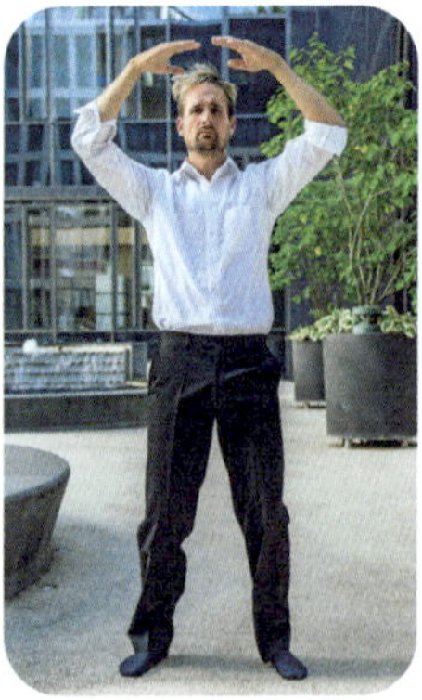

atmen Sie in dieser Phase aus. Beim Sinken spüren Sie in die Mitte Ihrer Fußsohle (Yong Quan, Niere 1). Wiederholen Sie die Übung viermal, und legen Sie abschließend die Hände locker auf den Unterbauch.

Variante für Menschen mit akuten Knie- und Rückenproblemen: Sie schöpfen in der Höhe der Knie.

Imagination: Stellen Sie sich vor, Sie machen diese Übung am Wasser und schauen auf das weite blaue Meer. Die Farbe Blau tut dem Wasser-Element gut. Spüren Sie, wie das Wasser-Element Sie belebt und gleichzeitig beruhigt und aller Druck von Ihnen fällt.

☞ Wer tiefer gehen kann, achtet bitte auf einen geraden Rücken und einen etwas breiteren Stand (siehe die letzten beiden Fotos).

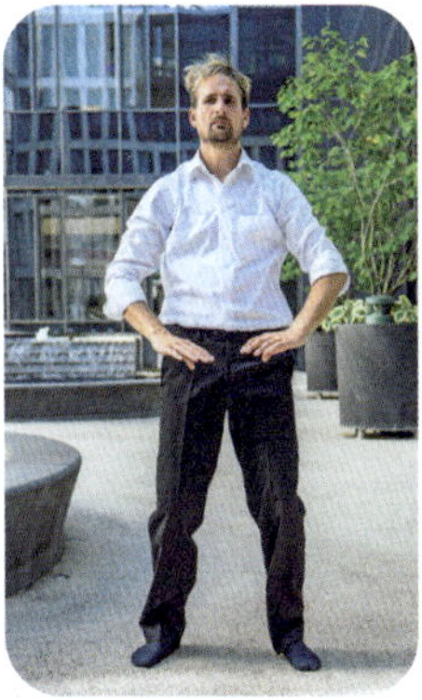
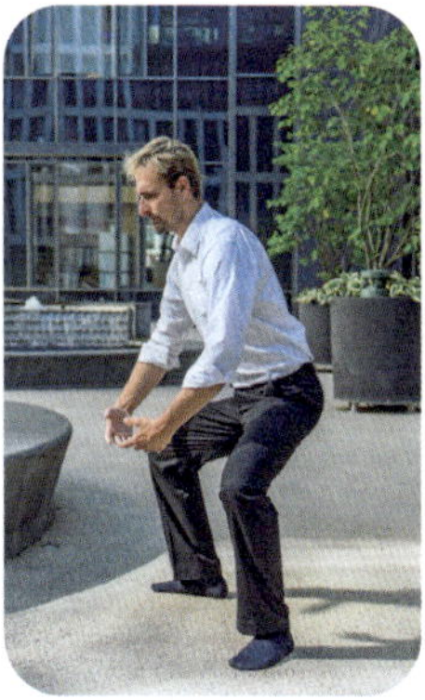
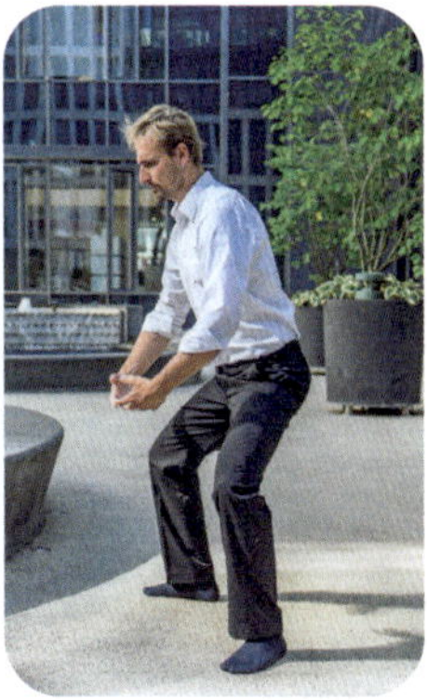

Übung 3: Das Holz-Element

Sie stehen in der Grundstellung und bringen vor dem unteren Dantien die Hände so zusammen, als ob Sie einen Baumstamm umfassen wollten. Diesen Stamm gehen Sie in der Vorstellung mit den Händen nach oben bis über den Kopf. Atmen Sie während dieser Aufwärtsbewegung ein. Nun sieht es so aus, als ob Sie zwischen Ihren Armen einen riesigen Ball nach oben halten würden und in den Händen einen kleinen. Drehen Sie die Handflächen über den Mittelfinger nach oben. Entspannen Sie Ihre Schultern, und trennen Sie die Arme. Lassen Sie die Arme langsam über die Seiten nach unten sinken. Dabei drehen sich die Handflächen nach außen. So bringen Sie Ihre Arme in einer großen Kreisbewegung zurück zum Dantien. Achten Sie darauf, dass die Ellbogen

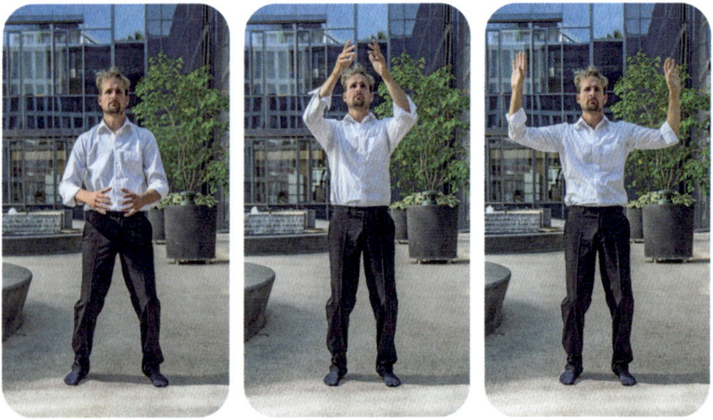

gebeugt bleiben. In dieser Abwärtsbewegung atmen Sie aus und sinken dabei leicht in die Knie.
Nun können Sie sich wieder aufrichten. Diese Übung wiederholen Sie viermal und legen abschließend die Hände locker auf den Unterbauch.

Variante für Menschen mit schmerzhaften Nacken- und Schulterproblemen: Die Arme bereits in Gesichtshöhe trennen und die Kreisbewegung nach vorn, also vom Körper weg ausführen.

Imagination: Stellen Sie sich vor, Sie üben auf einer grünen Wiese oder im Wald. Die Farbe Grün tut dem Holz-Element und besonders den Augen gut. Spüren Sie, wie Sie entspannen und gelassen werden.

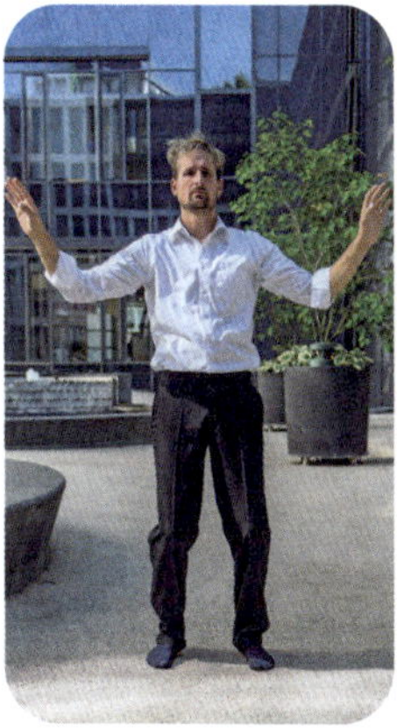

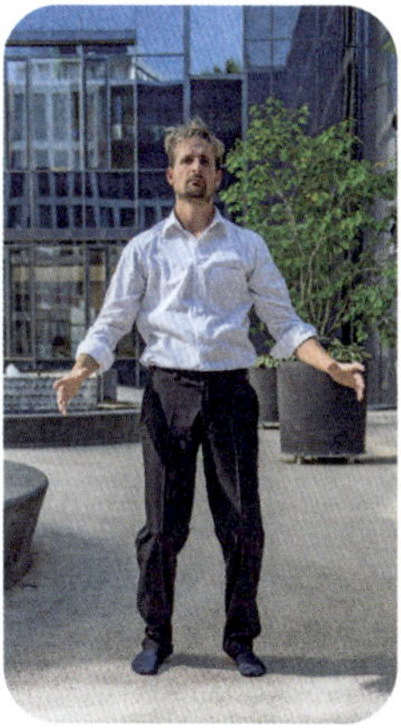

Tipp

Ihr Rücken bleibt gerade, auch wenn Sie sinken. Ziehen Sie die Arme in der Abwärtsbewegung auf keinen Fall nach hinten. Das belastet zu sehr Schultern, Oberarme und Nacken.

Übung 4: Das Feuer-Element

Sie stehen etwas mehr als schulterbreit in der Grundstellung und lassen im Einatmen die Arme vor dem Körper bis Brusthöhe steigen, so wie bei der Übung »Das Chi wecken« (Seite 90 f.). Dann drehen Sie die Fingerspitzen zueinander. Im Ausatmen werden die Ellbogen leicht abgesenkt. Es sieht so aus, als würden Sie einen riesigen Ball in den Armen halten.

Nun drehen Sie den linken Fuß leicht zum rechten Fuß hin ein. Dann setzen Sie den rechten Fuß mit einem Schritt nach rechts ausgedreht ab. Dabei nehmen Sie den »Feuerball« mit zur rechten Seite. Sie verlagern das Gewicht auf das linke Bein, bringen die Hände Richtung Brust und atmen ein. Drehen Sie jetzt die

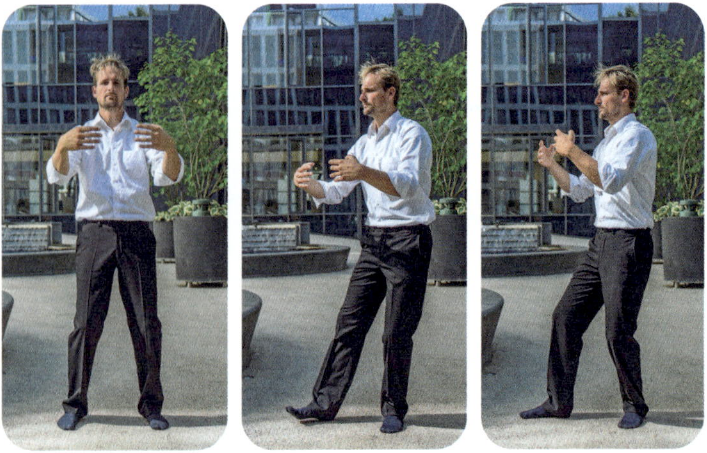

Handflächen nach außen, und verlagern Sie Ihr Gewicht auf rechts. Dabei schieben Sie Ihre Hände wie mit einem kleinen Ball nach vorn und atmen aus.
Achten Sie darauf, dass Ihre Knie gebeugt bleiben und die Bewegung aus Ihrer Mitte, dem Becken kommt. Drehen Sie die Handflächen zum Körper, und verlagern Sie Ihr Gewicht auf rechts. Machen Sie dann einen Schritt nach links, setzen Sie dabei den linken Fuß ausgedreht ab. So bringen Sie den Feuerball mit einer Körperdrehung nach links. Sie verlagern das Gewicht auf das rechte Bein, bringen die Hände Richtung Brust und atmen ein. Drehen Sie jetzt die Handflächen nach außen, und verlagern Sie Ihr Gewicht auf links. Dabei schieben Sie Ihre Hände nach vorn, als ob Sie einen kleinen Ball halten

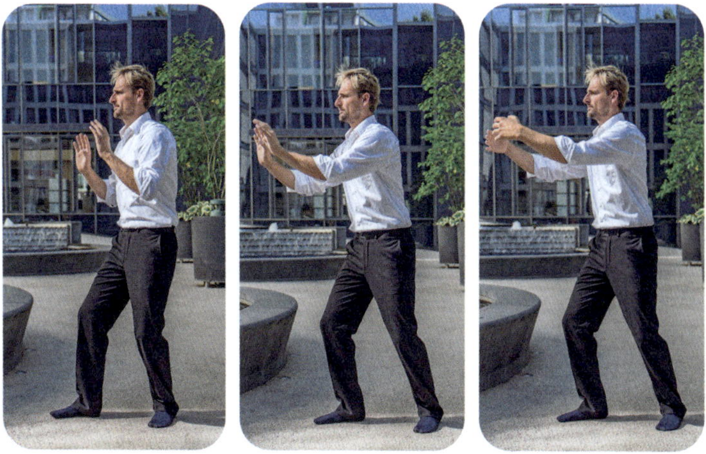

würden, und atmen aus. Drehen Sie die Handflächen zum Körper, und verlagern Sie Ihr Gewicht auf rechts. Drehen Sie den linken Fuß ein, und wiederholen Sie die Übung zur linken Seite hin. Zum Schluss bringen Sie den Feuerball vor den Körper, stellen den rechten Fuß schulterbreit neben dem linken ab, atmen aus und legen die Hände auf das untere Dantien.
Dann wiederholen Sie diese Übung noch einmal und beenden mit den Händen auf dem Dantien.

Variante für Menschen mit schmerzhaften Schulter- oder Nackenproblemen: Die Arme nur bis Rippenhöhe steigen lassen, sodass die Ellbogen im rechten Winkel gebeugt sind.

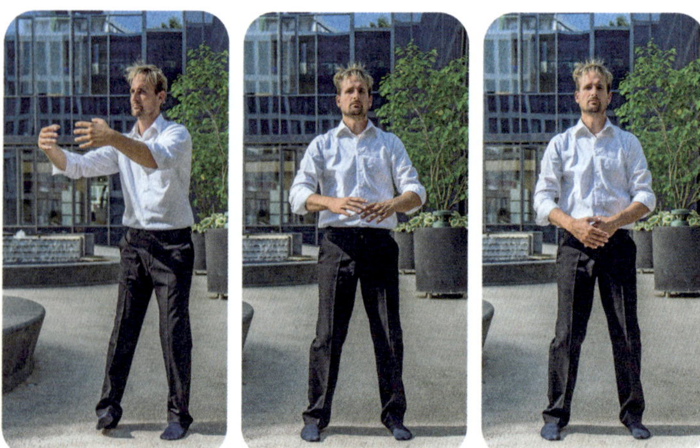

Imagination: Stellen Sie sich einen schönen Sonnenuntergang vor, in vielen warmen Rottönen, eine rote Tulpe oder ein rotes Herz. Versuchen Sie, im Ausatmen allen Stress und alle Hektik loszulassen, und spüren Sie im Einatmen das Gefühl von Freude und Liebe. Genießen Sie dieses Gefühl, das Sie von jeglichem Stress befreit.

Tipp

Fallen Sie mit den Schultern nicht nach vorn, wenn Sie den Feuerball vorschieben. Beugen Sie in dieser Bewegung das vordere Knie! Vermeiden Sie ein Hohlkreuz, wenn Sie die Hände zum Körper bringen. Sonst ist diese Übung nicht gut für Ihre Knie und Ihre Lendenwirbelsäule.

Dem Feuer-Element sind Herz und Dünndarm zugeordnet.

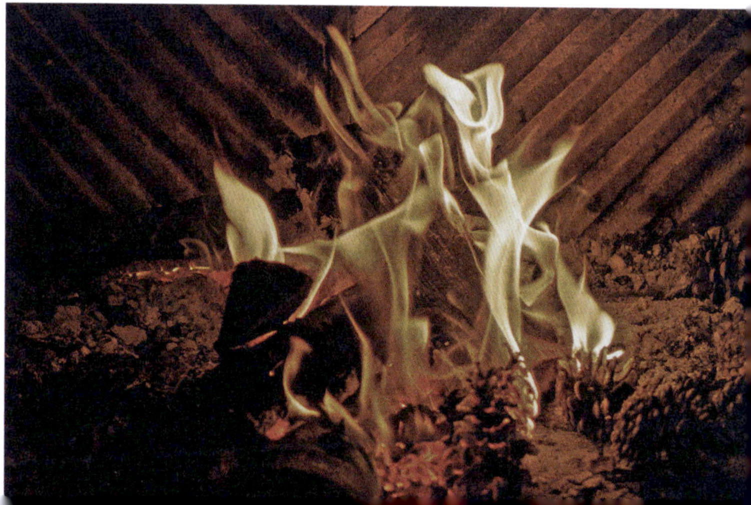

Übung 5: Das Erd-Element

Sie stehen in der Grundstellung, bringen die Hände vors Dantien und drehen sie mit den Handflächen nach oben. Dann schieben Sie eine Hand mit dem Handrücken über die Handfläche der anderen. Heben Sie beide Hände bis unterhalb des Herzens an, und atmen Sie dabei sanft ein. Gleichzeitig wächst Ihr Körper leicht nach oben. Nun drehen Sie die Handflächen zur Erde und drücken im Ausatmen beide Hände nach unten. Sie sinken leicht in die Knie und atmen aus. Ihre Hände ziehen langsam nach rechts bzw. links außen, so als ob Sie etwas wegschieben wollten. Drehen Sie die Handflächen wieder nach oben, und schieben Sie die Handflächen übereinander. Wiederholen Sie die Übung viermal. Nach der letzten Wiederholung legen Sie Ihre Hände abschließend zurück auf Ihr Dantien.

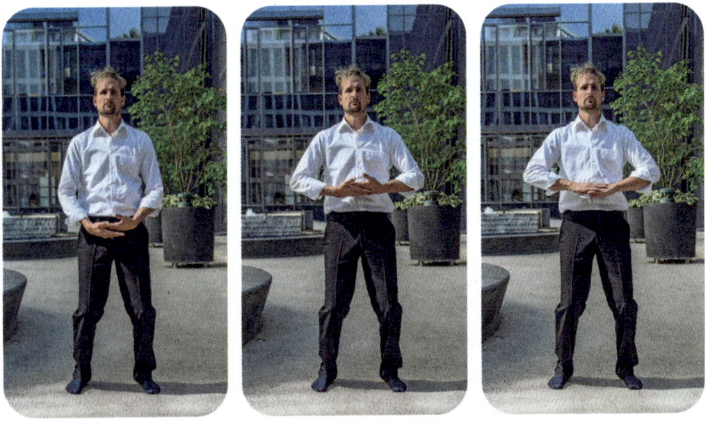

Variation für Menschen mit Standproblemen: Diese Übung kann man auch gut im Sitzen durchführen. Dabei ist es wichtig, dass beide Fußsohlen vollflächig auf dem Boden stehen.

Imagination: Stellen Sie sich einen schönen Spätsommertag mit leuchtend gelben Sonnenblumen vor. Die Farbe Gelb tut dem Erd-Element gut. Versuchen Sie, im Ausatmen alle Sorgen und alles Grübeln loszulassen, und spüren Sie im Einatmen das Gefühl von Selbstvertrauen. Spüren Sie das angenehme Gefühl, in Harmonie mit sich selbst zu sein.

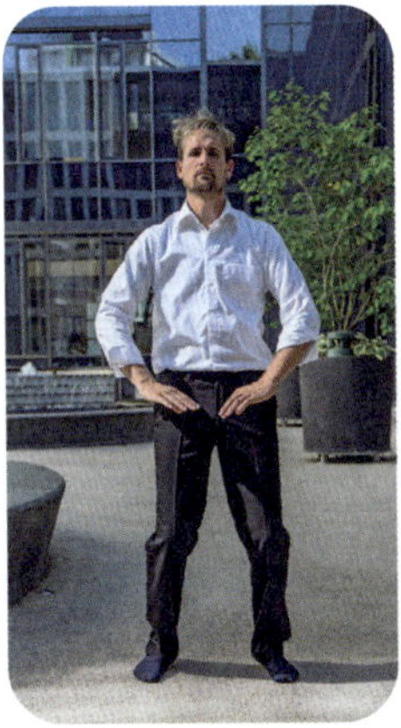

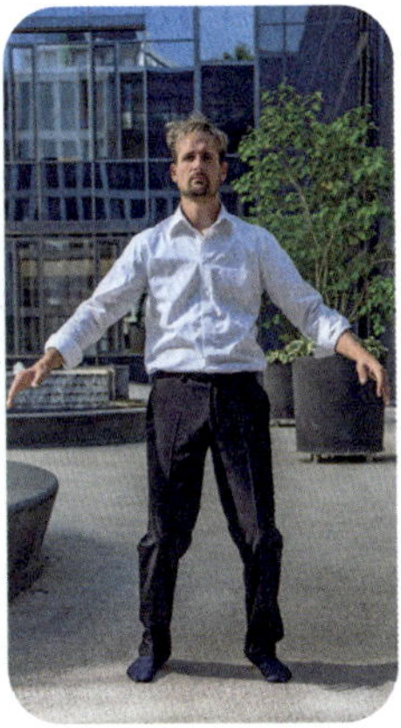

Tipp

Sie dürfen Ihre Hände auf keinen Fall über Brust- bzw. Herzhöhe anheben! Dies würde Sie nervös machen.

Übung 6: Das Metall-Element

Sie stehen in der Grundstellung, drehen den rechten Fuß leicht aus und bringen das Gewicht auf das rechte Bein. Belasten Sie nun den ganzen rechten Fuß, und lassen Sie gleichzeitig die Arme locker diagonal nach rechts oben steigen. Die Hände bleiben bis Schulterhöhe entspannt. Dann dehnen Sie die Arme und die Finger leicht. Die Handflächen zeigen zueinander. Gleichzeitig setzen Sie Ihren linken Fuß auf die Zehenspitzen. Jetzt sind Sie ganz in der Dehnung. In dieser Phase atmen Sie ein. Lösen Sie die Anspannung langsam auf und stellen Sie den linken Fuß ab. Ihr Gewicht geht auf links, während Sie den rechten Fuß parallel abstellen. Ihr Gewicht ist nun gleichmäßig auf beide Beine verteilt. Mit dieser Bewe-

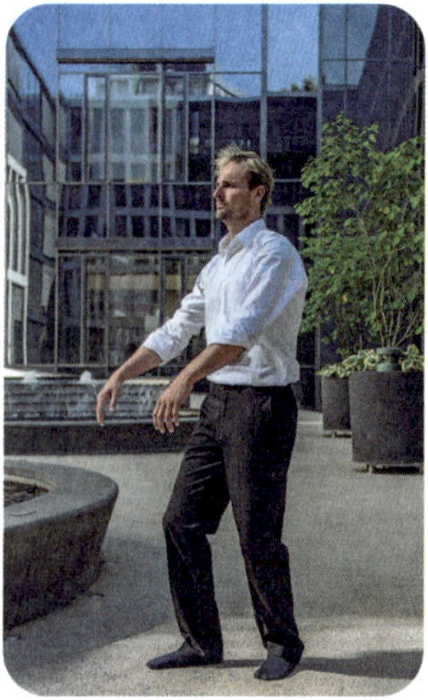

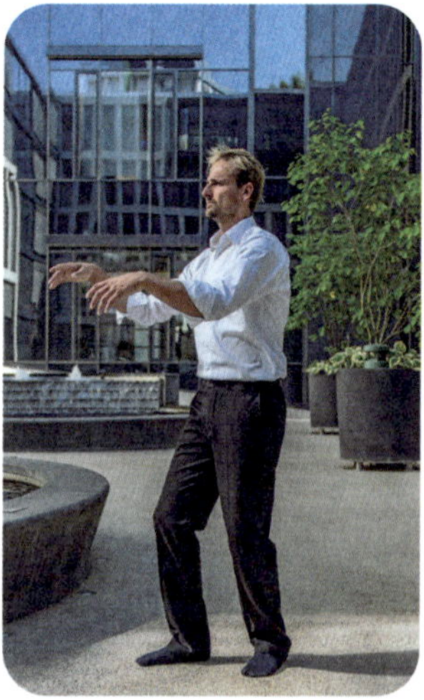

gung nehmen Sie Ihre Arme gestreckt mit nach vorn. Die Handflächen zeigen immer noch zueinander. Lassen Sie im Ausatmen die Hände langsam absinken, die Daumen zeigen zum Körper, idealerweise zum Schlüsselbein. Nun entspannen Sie Ihre Schultern und Ihre Finger und legen Ihre Hände auf dem Dantien ab.
Sie führen die Übung zur anderen Seite aus und wiederholen sie zweimal je Seite.

Variante für Menschen mit schmerzhaften Rücken- und Schulterproblemen: Nur so weit nach oben dehnen, wie es schmerzfrei geht. Die Armbewegung eher nach vorn als zur Seite machen.

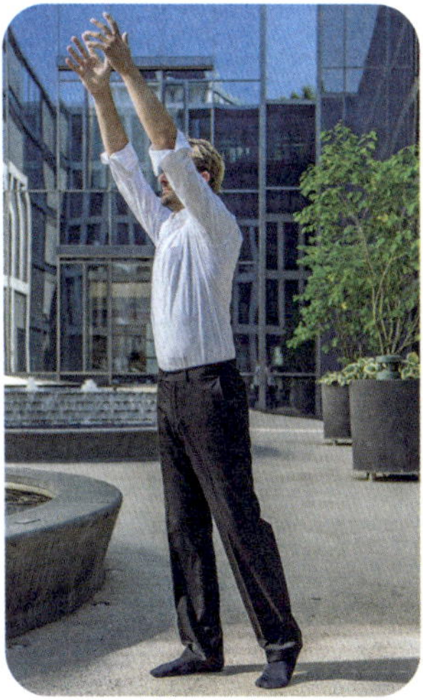

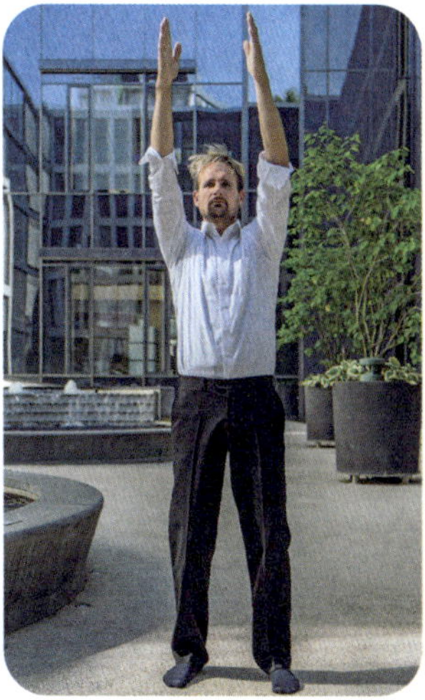

Imagination: Stellen Sie sich weiße Schäfchenwolken oder einen schneebedeckten Berggipfel vor. Die Farbe Weiß tut dem Metall-Element gut. Atmen Sie allen Kummer aus, und spüren Sie, wie sich das angenehme Gefühl der Milde und Güte in Ihnen ausbreitet, wie alle Anspannung von Ihnen abfällt.

Tipp

Belasten Sie den ausgedrehten Fuß nicht nur auf den Zehenspitzen. Sonst wird Ihr Stand unsicher. Drehen Sie den Körper mit, wenn Sie sich aufrichten. Achten Sie auf eine Dehnung in den Fingern.

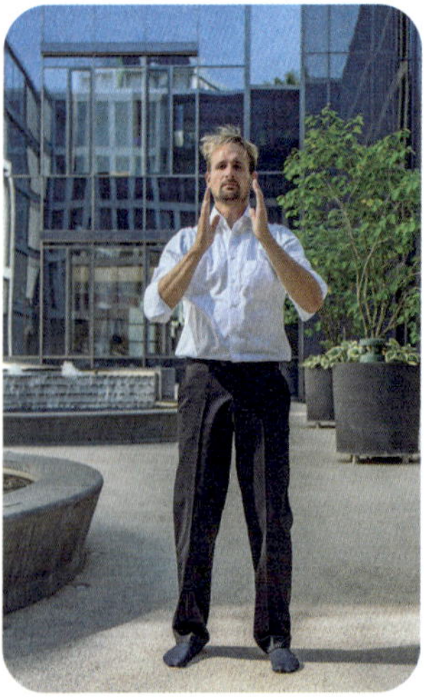

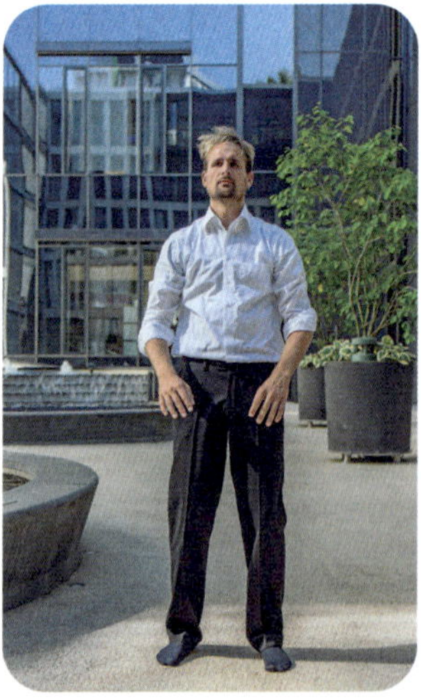

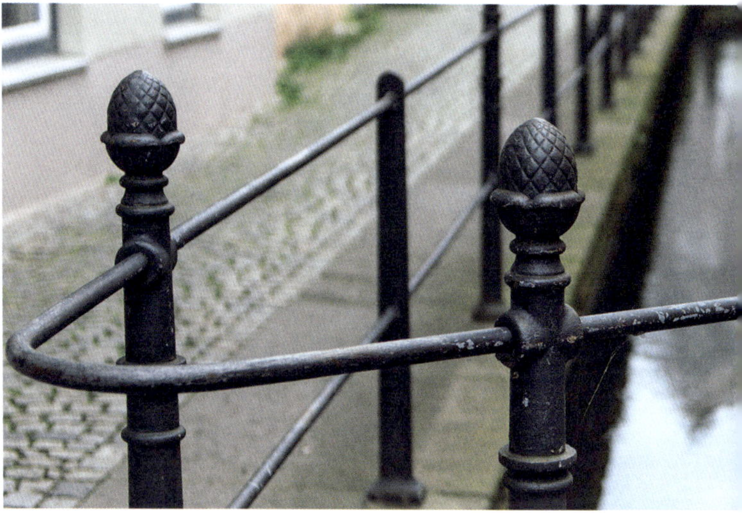

Dem Metall-Element sind Lunge und Dickdarm zugeordnet.

INFO

ÜBEN SIE MIT EINEM LÄCHELN!

Ein Lächeln entspannt Ihr Gesicht und sorgt für Glückshormone! Das tut nicht nur Ihnen, sondern auch Ihrem Umfeld gut. Sollten Sie für sich allein üben, dann schenken Sie sich selbst ein Lächeln. Nehmen Sie sich die Zeit, Ihr Lächeln zu spüren. Schließen Sie die Augen, und lassen Sie Ihr Lächeln wie einen Sonnenstrahl durch Ihren Körper fließen.

Übung 7: Der Schluss – Zum Himmel öffnen

Sie stehen in der Grundstellung. Ihre Hände liegen auf dem unteren Dantien. Ziehen Sie langsam die Handflächen auseinander. Wenn Ihre Hände den Bauch verlassen, drehen Sie die Handflächen nach oben. Nun lassen Sie Ihre Arme langsam an den Körperseiten steigen. Zuerst steigen die Hände, dann die Unterarme, zuletzt die Oberarme – bis Sie einen großen, imaginären Ball nach oben halten. Die Handflächen zeigen zueinander und sind circa schulterbreit voneinander entfernt. Während der Aufwärtsbewegung atmen Sie ein. Ihre Wirbelsäule richtet sich auf.

Nun drehen Sie die Handflächen nach oben. Dabei führt Ihr kleiner Finger die Bewegung an. Lassen Sie im Ausatmen ganz bewusst Ihre Schultern los und die Ellbogen

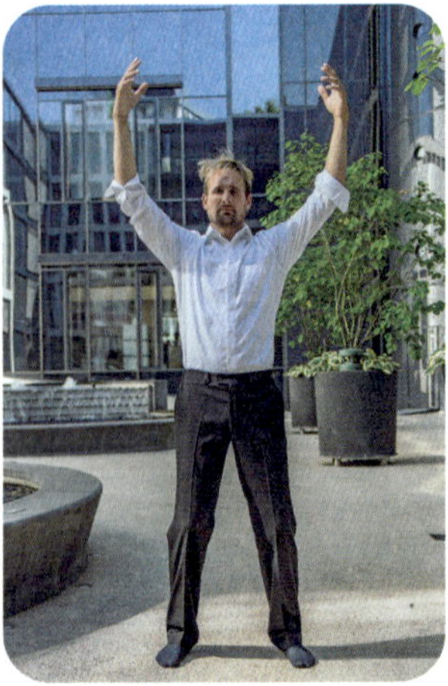

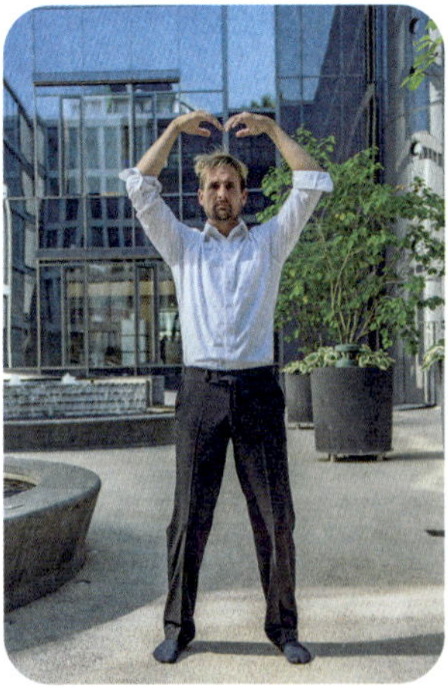

nach unten sinken. Dann bringen Sie in einer kreisförmigen Bewegung die Hände auf das Dantien zurück. Sie sinken dabei leicht in die Knie.

Variante für Menschen mit Beschwerden im Schulterbereich: Nehmen Sie die Arme seitlich nach vorn, also leicht diagonal, und nur so hoch, wie es schmerzfrei geht.

Imagination: Stellen Sie sich vor, dass Ihre Hände die Energie des Himmels, die Energie der Elemente und die Energie aus Ihrer Bewegung in Ihren Körper leiten und im Dantien einsammeln.

☞ Ihre Wirbelsäule darf nicht krumm werden. Beugen Sie sich nicht nach vorn, und fallen Sie nicht ins Hohlkreuz.

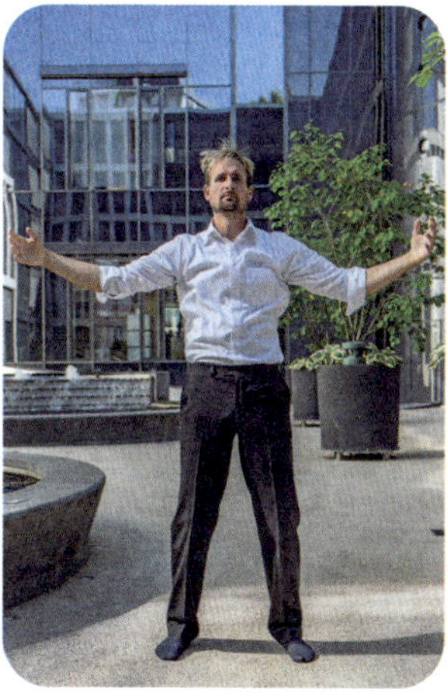

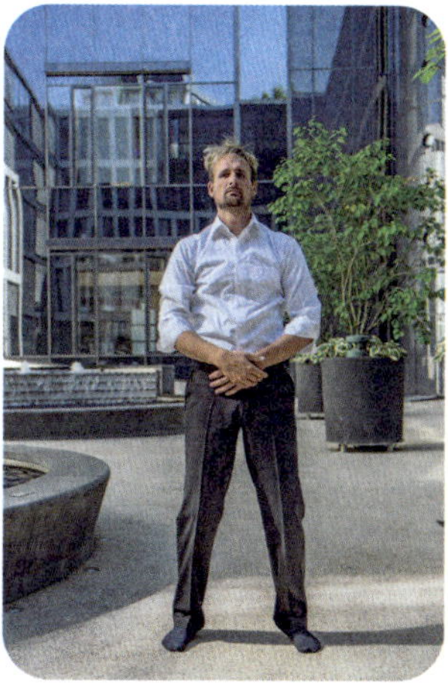

Zusammenfassung

Hier nochmals ein kurzer Überblick über die einzelnen Elementeübungen:

Wasser *(siehe Seite 92 f.)*
Symbol: Wasserschöpfen
Spüren: in die Fußsohlen (Yong Quan, Niere 1)
Visualisieren: Blau

Holz *(siehe Seite 94 f.)*
Symbol: Baum
Spüren: in den Mittelfinger, Blick mit nach oben nehmen
Visualisieren: Grün

Feuer *(siehe Seite 96 ff.)*
Symbol: Feuerkreis
Spüren: in den kleinen Finger und in die Innenseiten der Arme
Visualisieren: Rot

Erde *(siehe Seite 100 f.)*
Symbol: Tiefe Wurzeln
Spüren: in den Unterbauch
Visualisieren: Gelb

Metall *(siehe Seite 102 ff.)*
Symbol: Metallsäule
Spüren: in den Daumen und Zeigefinger
Visualisieren: Weiß

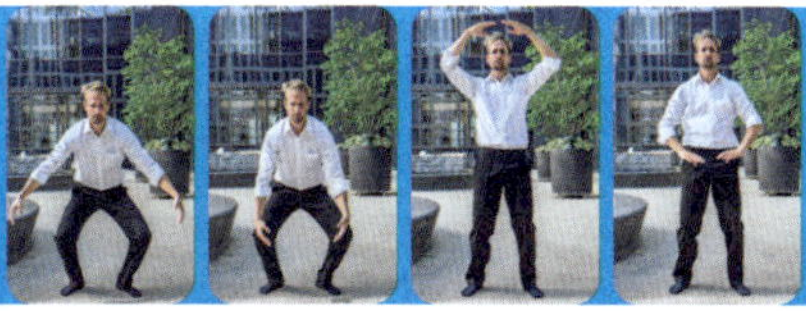

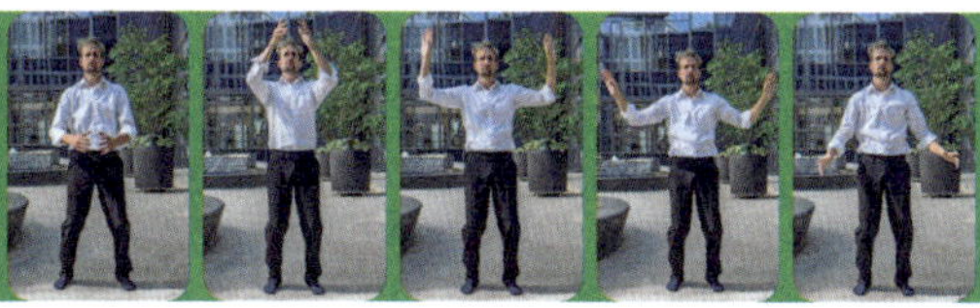

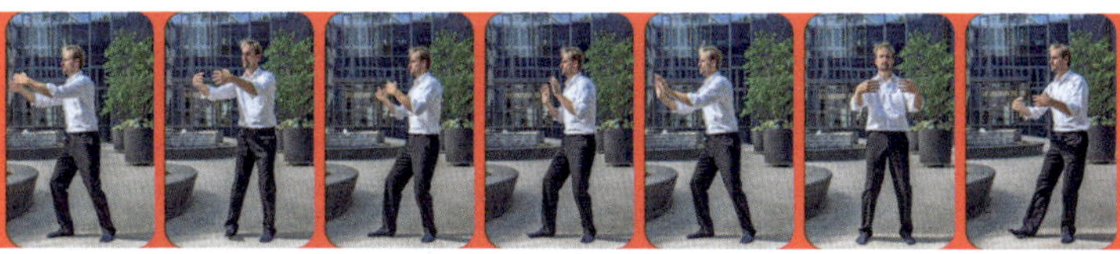

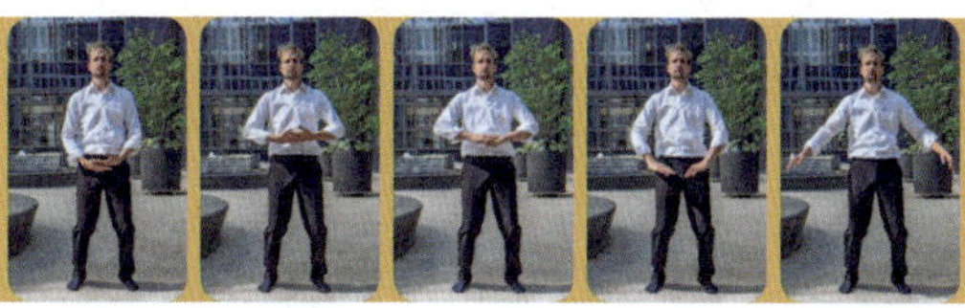

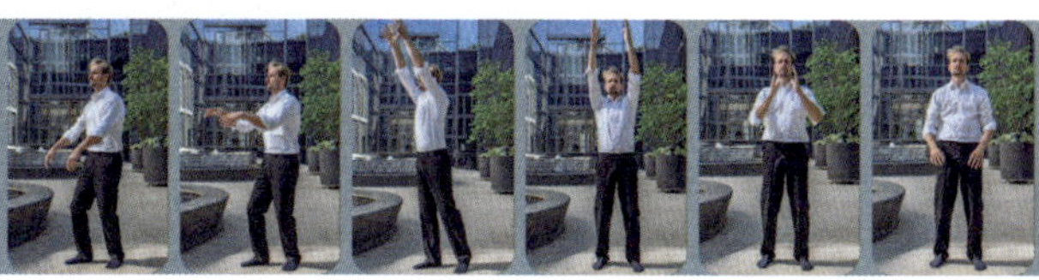

Hilfe zur Selbsthilfe: Jin Shin Jyutsu®

Unpässlichkeiten und Probleme gibt es immer im Leben – auch im Arbeitsleben. Da wird Leistung gefordert, da steht man körperlich, mental und emotional unter Druck. Deshalb kann es schon mal vorkommen, dass man schwächelt oder die erwartete Leistung nicht erbringen kann. Wer kennt das nicht, das Gefühl, kraft- und energielos zu sein? Und der Arbeitstag hat noch viele Stunden.

Sollte nun gar keine Möglichkeit bestehen, dass Sie ein paar der beschriebenen Übungen aus dem Tai Chi oder Qi Gong machen können, dann gibt es immer noch

Das Energietor 13 steht für inneren Frieden und neue Energie.

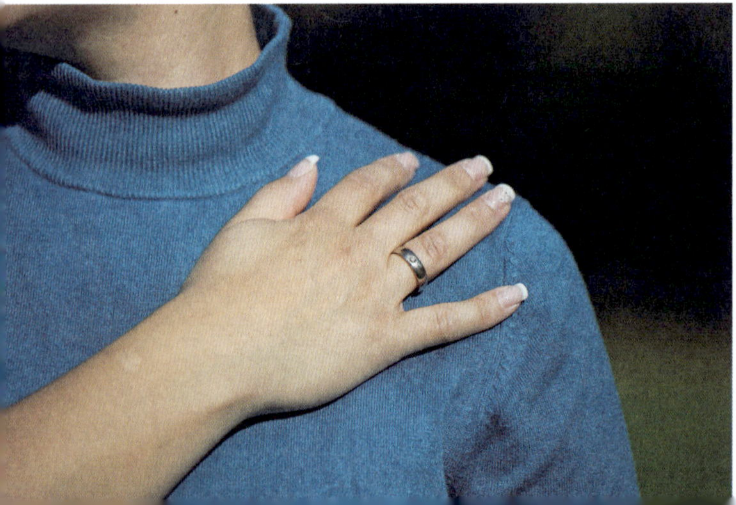

unsere Selbstheilungskräfte, die sich mit Jin Shin Jyutsu® aktivieren lassen. Jin Shin Jyutsu® arbeitet mit Handauflegen auf 26 Punkten am Körper, den sogenannten Energietoren. Wie heißt es so schön: Jedem Menschen stehen immer zwei helfende Hände zur Verfügung.

Und so sieht die Praxis aus: Im Idealfall haben Sie einige Übungen aus diesem Buch gemacht. Wenn die Zeit nicht reicht, machen Sie einige ruhige, entspannte Atemzüge, idealerweise sogar 36.
Sie suchen sich einen ruhigen Platz, an dem Sie wenigstens 10 Minuten ungestört sind, und legen die Hand locker auf das Energietor Ihrer Wahl. Wenn Ihre Hände kalt sind, dann reiben Sie sie ein wenig. Das fühlt sich angenehmer an. Sie können auch gleichzeitig das Energietor rechts und links halten.
Schön wäre es natürlich, wenn Sie sich mehr Zeit schenken könnten ... Wie schon der Volksmund sagt: Gut Ding will Weile haben.
Tipp für das »Strömen«, wenn absolut k e i n e Zeit dafür vorhanden ist und Sie keine Chance haben, einen ruhigen Platz zu finden, dann legen Sie einfach die Hand auf, egal, wo Sie sind: am Schreibtisch, in der Kantine oder irgendwo auf dem Flur ...
Eine Bitte: Achten Sie auf die Signale Ihres Körpers, und betrachten Sie das erste Handauflegen als den ersten Versuch. Spüren Sie nach, ob es Ihnen gutgetan hat – oder Sie etwas ändern sollten, damit es guttun kann.

Schenken Sie Ihrem Handeln und der Technik Ihre Wertschätzung, wenn es gutgetan hat. Und scheuen Sie einen zweiten Versuch nicht!
Alle nachfolgenden Energietore sind nach Lage sortiert.

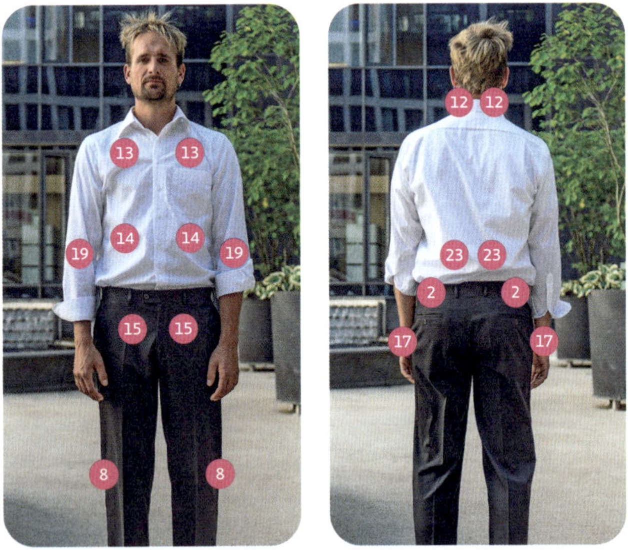

Alle Energietore liegen jeweils auf der rechten und linken Körperseite. Sie können das entsprechende Tor rechts und links gleichzeitig halten oder zwei Tore in einer Kombination.
Bitte denken Sie daran: Es ist empfehlenswert, so lange zu strömen, bis Sie Besserung bzw. Wohlbefinden spüren, oder Sie strömen mehrmals mindestens 5–10 Minuten je Energietor.

Die Energietore auf der Körpervorderseite

Energietor 8

liegt an der Außenseite des Beines am Kniegelenk. Es sorgt für den richtigen Muskeltonus und hilft bei Muskelverspannungen, Steifheit und Verdauungsproblemen.

Energietor 13

befindet sich unterhalb des Schlüsselbeins, ungefähr auf der Höhe der dritten Rippe. Wenn Sie mit dem linken Zeigefinger das rechte Schlüsselbein an seiner schmalen Stelle gerade noch berühren und dann die Hand auflegen, dann liegt das Tor 13 genau unter Ihrer Handfläche. Es ist zuständig für Atmung, Immunsystem, Schilddrüse, Stoffwechsel, Schulter- und Nackenprobleme, mentale und emotionale Verspannungen, hormonelle und sexuelle Störungen sowie für den inneren Frieden. Und ganz nebenbei füllen Sie durch das Halten von Tor 13 Ihren eigenen Energietank wieder auf.

Energietor 14

liegt auf dem vorderen unteren Rippenbogen. Es ist hilfreich bei Stagnation im Kopf, kalten und geschwollenen Füßen, Schlafproblemen, Sodbrennen und Bauchschmerzen. Außerdem bringt das Tor 14 den Körper in Balance und ist gut für die Erdung und zum Stressabbau.

Energietor 15

liegt in der Leiste. Es hilft bei Problemen in Rücken, Unterbauch, Beinen, Hüfte, Knien und Füßen sowie bei Krampfadern. Es harmonisiert zudem den Herzrhythmus, die Verdauung und das Gleichgewicht.

Die Energietore auf der Körperrückseite

Energietor 2

liegt am oberen Rand der Hüftschaufel. Es ist hilfreich bei allen Angelegenheiten, die den Rücken, die Wirbelsäule und die Verdauung betreffen. Es erleichtert eine freie Atmung und das »Sich-selbst-Annehmen«.

☞ Bei Durchfall halten Sie mit der linken Hand das linke Energietor 2 und mit der rechten Hand das rechte Energietor 8.

☞ Bei Verstopfung halten Sie mit der rechten Hand das rechte Energietor 2 und mit der linken Hand das linke Energietor 8.

Energietor 12

liegt im Nacken, rechts und links neben dem vierten Halswirbel. Es ist zuständig für den Bereich Hals, Nacken, Genick, Schultern, Arme, Hände, hilft bei Ischialgie und macht den Kopf frei. Legen Sie Ihre Hände regelmäßig ins Genick! Dies beugt Verspannungen vor!

☞ Die optimale Verbindung von Energietor 12 und 14: Sie legen eine Hand in den Nacken und die andere auf den vorderen unteren Rippenbogen auf der gleichen Körperseite. Mit dieser Haltung entspannen Sie nicht nur die Schulterregion: Sie erden sich und finden Hilfe bei geschwollenen Beinen und Hüftproblemen.

Energietor 17

liegt am Außenknöchel der Hand unterhalb des kleinen Fingers. Es ist hilfreich bei Problemen mit der Atmung, dem Nerven- und Gefäßsystem sowie dem Stressabbau und sorgt für klare Gedanken und Kreativität.

Energietor 19

liegt auf der Daumenseite in der Armbeuge. Es ist hilfreich bei Schluckauf und bei Schmerzen in Arm, Hand und Rücken und unterstützt den Rechts-Links-Ausgleich.

Energietor 23

liegt auf dem Rücken auf Höhe der Nieren, rechts und links der Wirbelsäule. Es ist hilfreich bei allen Angelegenheiten, die das Blut betreffen, auch Blutdruck- und Kreislaufbeschwerden können gemildert werden. Außerdem unterstützt es den Abbau von nervlichen Anspannungen, Hyperaktivität, Stress, Angst und Ödemen. Es reguliert das Essverhalten und damit das Gewicht. Auch bei Krämpfen bringt das Halten von Tor 23 Erleichterung.

Die Fingergriffe

Ein Tipp, wie Sie jede auch noch so kurze Pause für Ihre Gesundheit nutzen können: Die Fingergriffe des Jin Shin Jyutsu®. Wenn es schnell gehen soll, dann halten Sie den genannten Finger einzeln (an der rechten und dann an der linken Hand) 3–5 Minuten oder bis Besserung einsetzt. Das können Sie immer und überall machen. So beruhigen Sie die Emotionen und gleichen den Energiefluss im Körper aus.

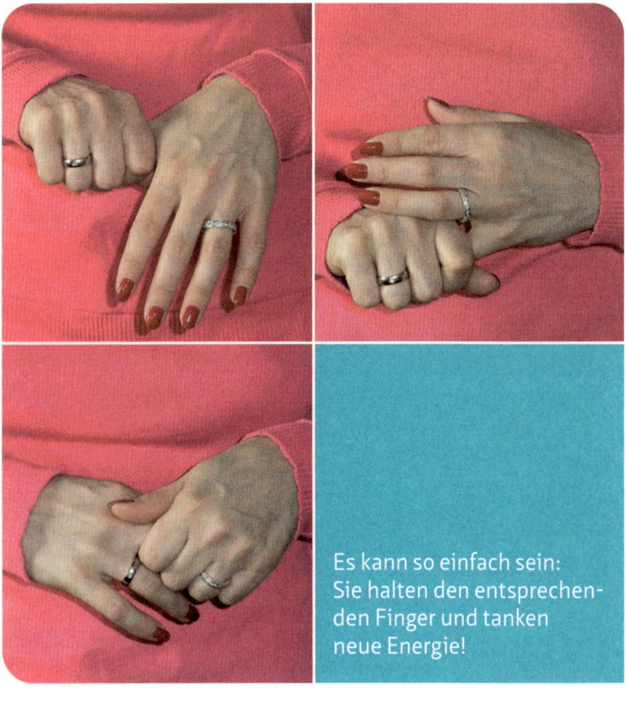

Es kann so einfach sein: Sie halten den entsprechenden Finger und tanken neue Energie!

Angst	Zeigefinger
Akne	Ringfinger
Allergien	Ringfinger und Daumen
Blase	Zeigefinger
Depression	alle Finger (jeweils einzeln)
Hexenschuss	Zeigefinger
Knieprobleme	Daumen
Kopfschmerzen	alle Finger (jeweils einzeln)
Kreislaufbeschwerden	Handgelenke
Lymphfluss	alle Finger (jeweils einzeln)
Migräne	alle Finger (jeweils einzeln)
Muskelschmerzen	Zeigefinger
Nervenschwäche	Daumen und Zeigefinger
Ödeme	Zeigefinger
Rückenschmerzen	Zeigefinger
Schmerzen	alle Finger (jeweils einzeln)
Schock	Mittelfinger
Schulterprobleme	alle Finger (jeweils einzeln)
Schwindel	Zeigefinger
Sodbrennen	Daumen
Stress	alle Finger (jeweils einzeln)
Traurigkeit	Zeigefinger
Völlegefühl	Daumen
Zahnprobleme	Daumen und Zeigefinger

Schlussbemerkung

Gratulation! Sie haben sich das genommen, wovon Sie sehr wenig haben: Zeit! Zeit, um sich zu informieren, was Sie »zwischendurch« tun können, um Ihre Müdigkeit, Ihren Stress und Ihre körperlichen Probleme während der Arbeitszeit »in den Griff« zu bekommen. Wünschenswert ist es nun, dass Sie diese Erkenntnisse auch umsetzen und anwenden, denn dann kann Positives geschehen. Weil Sie Ihr Arbeitspensum nun besser schaffen, werden Sie sich besser fühlen, vielleicht sogar ab und zu ein Erfolgserlebnis haben, und Ihre neu erworbene ruhige Art wird die Kollegen freundlicher stimmen. Und nicht zu vergessen: Da Sie Ihre Arbeit jetzt entspannter erledigen konnten, sind Sie nicht mehr so erschöpft, hektisch und unzufrieden. Sie nehmen sogar noch ein Quäntchen Entspannung mit nach Hause und können so Ihren Feierabend richtig genießen!

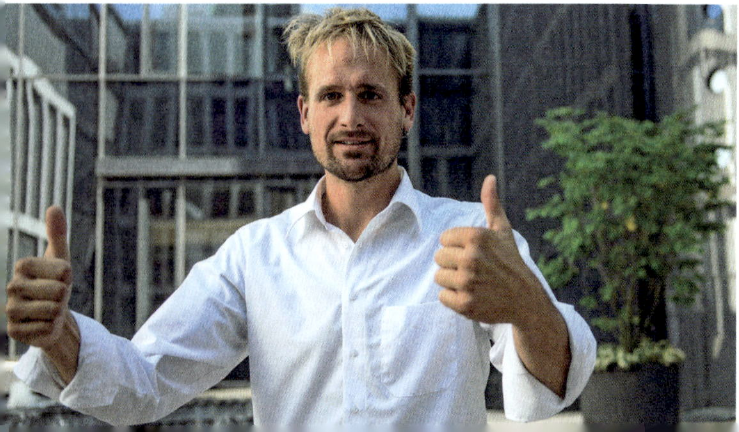

Danksagung

Ich möchte mich an dieser Stelle bei allen meinen Wegbegleitern ganz herzlich bedanken. An erster Stelle bei meinem Verleger, Herrn Raphael Mankau, und seinem engagierten Verlagsteam!
Ein Extradank geht an meine Fotografin Renate Schultze für ihre Geduld und Mühe, an Rita Neumann für ihre fachkundige Unterstützung, an Katharina Reik für ihre Zeit und ihren Rat, an Andrea Reik für ihre schönen Hände und Füße, an Maria Lucia Lotter für ihr offenes Ohr und ihre guten Worte, an Sandra Zagora für ihren immerwährenden Einsatz und an Daniele Giannotta, den guten Geist meiner Meridiane.

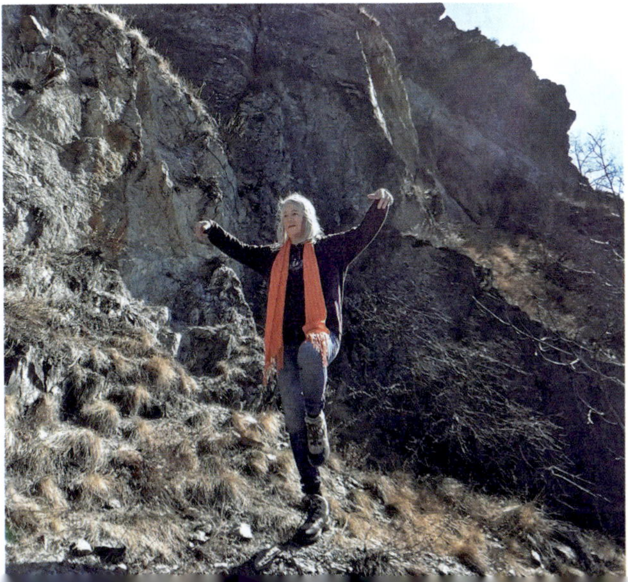

Mein besonderer Dank geht an die Models:

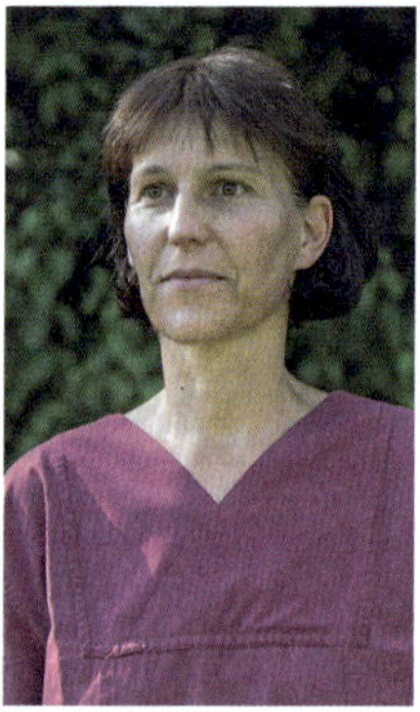

Birgit Frohberger ist Krankenschwester von Beruf. Als sie berufsbedingt vor einigen Jahren mit Rückenbeschwerden zu kämpfen hatte, wurde ihr Tai Chi empfohlen. Durch das regelmäßige Training wurden ihre Beschwerden deutlich besser, und seit einiger Zeit ist sie schmerzfrei. Als »Nebeneffekt« konnte sie eine Verbesserung der Konzentration und des Gleichgewichts feststellen. Sie sagt: »Ich merke auch, dass ich durch diese Art von Sport ausgeglichener und zufriedener bin, weil es einfach in der Gruppe sehr viel Spaß macht, die verschiedenen Formen gemeinsam zu erlernen.«

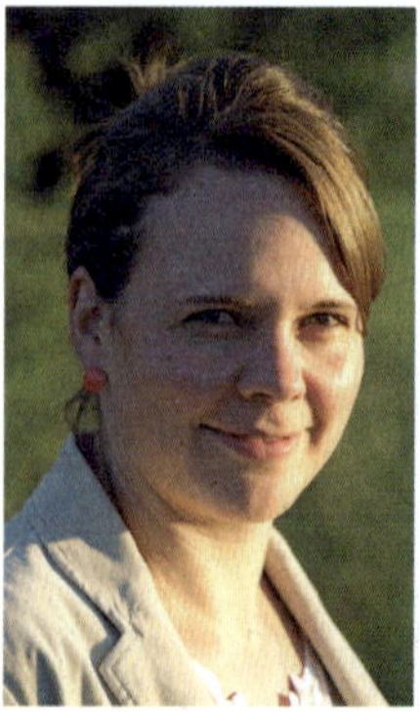

Anna Gohl ist promovierte Diplom-Biologin. In ihrer Zeit als aktive Leistungssportlerin hat sie Tai Chi und Qi Gong in Seminaren kennengelernt.

Sie sagt: »Ich habe Tai Chi und Qi Gong als wertvollen Ausgleich zum leistungsorientierten Trainings- und Berufsalltag kennengelernt und erfahren.«

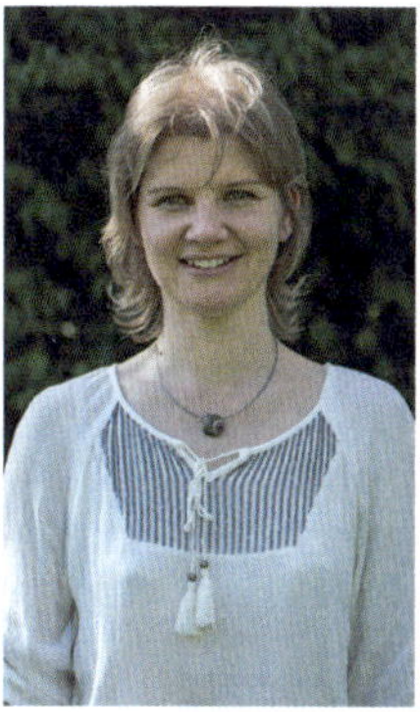

Simone Thiel ist medizinische Laborassistentin. Als praktizierende Aikidoka interessierte sie sich für Schwert-Tai-Chi. Inzwischen haben es ihr Fächer-Tai-Chi und auch die waffenlosen Formen angetan.
Sie sagt: »Viele meiner Tai-Chi-Erfahrungen erleichtern meinen Alltag – und mein Berufsleben. Das heißt, ich kann einfach besser mit Stress umgehen und bin ausgeglichener als früher.«

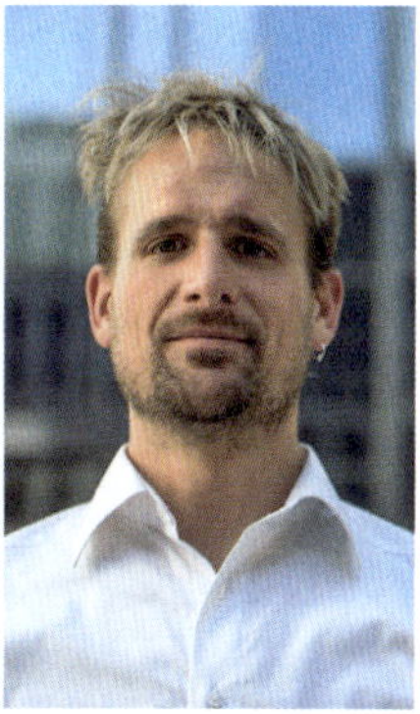

Immanuel Rein studierte an der Musicube Academy Bonn Komposition für Film und TV, absolvierte eine Ausbildung zum Chi-Heiler nach Lohmann und arbeitet als selbstständiger Zimmermann. Über verschiedene Kampfkünste kam er zum Tai Chi.
Er sagt: »Tai Chi erhöht die Lebendigkeit im energetischen System und mobilisiert sanft den Körper.«

Infoservice

Literatur

Burmeister, Alice/Monte, Tom: *Heilende Berührung.* Droemer Knaur 2000.

Cohen, Kenneth: *QIGONG – Grundlagen, Methoden, Anwendung.* Bechtermünz Verlag 2001.

Eckert, Armin: *Das heilende TAO – Die Lehre der fünf Elemente.* Verlag Müller & Steinicke 2008.

Fahrnow, Ilse-Maria: *Jin Shin Jyutsu® – Die Heilkraft Ihrer Hände.* Droemer Knaur 2002.

Grandjean, Michael Dr./Birker, Klaus Dr.: *Das Handbuch der chinesischen Heilkunde.* Joy Verlag 2009.

Li Wu, Prof. TCM (Univ. Yunnan): *Das Buch der chinesischen Heilkunst. Bewährtes Heilwissen aus dem Reich der Mitte.* Mankau Verlag, 3. Aufl. 2024.

Mertens, Wilhelm/Oberlack, Helmut: *Qigong – Entspannt, gelassen und hellwach.* Gräfe und Unzer Verlag 2003.

Methfessel, Thomas Dr.: *Handbuch TAI-CHI.* Komet Verlag 2007.

Waldeck, Felicitas: *Jin Shin Jyutsu® – Schnelle Hilfe und Heilung von A–Z durch Auflegen der Hände.* Nymphenburger 2008.

DVD

Taiji – Qigong. 18 Bewegungen mit Meisterin Du Hong Lena. Teil I und Teil II. QingBo Sui 2011

AUDIO-ÜBUNGEN MIT BARBARA REIK

TIPP

Erlernen und üben Sie unter der kundigen Anleitung von Barbara Reik die »Form der fünf Elemente«: Der Bewegungsablauf steigert das Wohlbefinden, schenkt neue Energie und verhilft zu innerer Ausgeglichenheit.
Dabei werden Wasser, Holz, Feuer, Erde und Metall jeweils durch eine eigene Bewegung dargestellt; und so wie ein Element das vorige unterstützt, bauen auch die einzelnen Übungen in ihrer Wirkung aufeinander auf. Sie können die einzelnen Bewegungsabläufe zunächst mit den einführenden Tracks (1–7) einüben, um sie später sicher und fließend im harmonischen Gesamtablauf (Track 8–15) auszuführen.
Zusätzlich schenkt die Fantasiereise »Ein Sommertag am Meer« (Track 16) wohltuende Momente der Erholung und der Ruhe – die ideale Entspannung für zwischendurch!
Die optimale Ergänzung zu diesem Buch – erhältlich als Audio-CD oder als Download in den gängigen Hörbuchportalen.

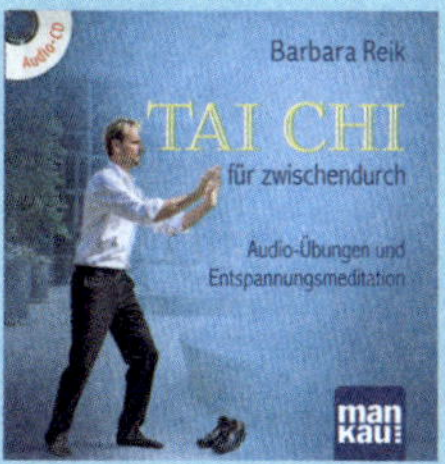

Reik, Barbara: ***Tai Chi für zwischendurch. Audio-Übungen und Entspannungsmeditation.*** Mankau Verlag 2018.

Workshops und Seminare

Bewegungswelt Tai Chi
Barbara Reik
Klingenäcker 10
73035 Göppingen
Web: www.taichi-reik.de
E-Mail: mail@taichi-reik.de

Darko-Bewegungswelt
Tai Chi, Qi Gong, Shiatsu, Entspannung
Darko Domajnko
Grünenberger Straße 19
73079 Süßen
Tel: 01 79/2 14 88 73
E-Mail: e-mail@darko-bewegungswelt.de

Elke Laport
69257 Wiesenbach
Tel: 01 72/7 18 35 28
E-mail: elke.laport@t-online.de

Vera Werner
73119 Zell unter Aichelberg
E-Mail: vera.werner@qwis.eu

Register

A
Akne 117
Allergien 117
Angstzustände 6, 115, 117
Arme entspannen 70
Atembeschwerden 33, 44, 46, 50, 52, 54, 60, 62, 64, 66, 70, 72, 78, 86f., 113

B
Beinprobleme 35, 42, 44, 48, 60, 62, 68, 70, 115
Blasenbeschwerden 72, 76, 89, 117
Blutdruck 12, 54, 74, 115
Bluthochdruck 23, 68
Brustraum weiten 46, 56f., 67

C
Chi-Ball 43, 74

D
Darmprobleme 62, 76, 88
Depressionen 6, 56, 117
Durchblutung anregen 30, 32, 36, 42

E
Ellbogengelenke lockern 46, 50, 56, 87

F
Fibromyalgie 45
Finger geschwollen 62, 66
Finger stärken 40, 64
Fußprobleme 35, 42, 113f.

G
Gallenblase 86, 88
Gleichgewicht 6, 12, 35, 68, 74, 87, 113
Grundstellung 28

H
Handgelenke 32, 40, 46, 50, 56, 64, 74, 87
Herzbeschwerden 6f., 54, 56, 87f., 113
Hexenschuss 117
Hormonelle Störung 113
Hüftgelenk mobilisieren 36f.

I
Immunsystem 6, 113
Innere Unruhe 72, 76
Ischialgie 114

K
Knieprobleme 36, 62, 68, 93, 113, 117
Knie-Zehen-Linie 26
Konzentrationsfähigkeit 32, 54, 56
Kopfschmerzen 117
Körperwahrnehmung verbessern 78, 80
Krampfadern 72, 113
Kreislaufbeschwerden 6f., 12, 30, 38, 60, 87, 115, 117
Kurzatmigkeit 56

L
Lao-Gong-Punkt 15, 46, 63
Leberbeschwerden 54, 58, 72, 76, 86, 88
Lungenprobleme 62, 89
Lymphsystem anregen 37f., 42, 117

M
Magenprobleme 62, 88 f.
Meridiansystem 12 ff.
Migräne 117
Milzbeschwerden 66, 89
Muskelbeschwerden 114, 117

N
Nackenprobleme 34, 50, 60, 68, 70, 95, 98, 113 f.
Nervenschwäche 56, 62, 70, 117
Nervosität 60, 78
Nierenprobleme 58, 66, 68, 76, 80, 89

O
Ödeme 30, 115, 117

P
Psychische Probleme 58, 64, 70, 72

R
Rechts-Links-Ausgleich 74, 115
Rückenprobleme 6, 22, 54, 58, 66, 72, 74, 93, 103, 113 ff., 117

S
Schilddrüse 113
Schlafprobleme 54, 64, 68, 114
Schock 117
Schulter-Fersen-Linie 26
Schulterprobleme 34, 38, 40, 46, 50, 56, 60, 62, 64, 68, 70, 74, 80, 86 f., 95, 98, 103, 107, 113 ff., 117
Schwächezustände 54, 58, 64
Schwindel 117
Sodbrennen 114, 117
Stoffwechsel 13, 113
Stressabbau 33, 54, 70, 72, 117

T
TCM 10
Tigermaul 15
Traurigkeit 117

V
Verdauung 6, 7, 58, 74, 80
Verkrampfungen 72
Vogelkopf 15
Völlegefühl 117

W
Wirbelsäule entspannen 38, 62

Y
Yong Quan 15

Z
Zahnprobleme 117

Bücher, die den Horizont erweitern

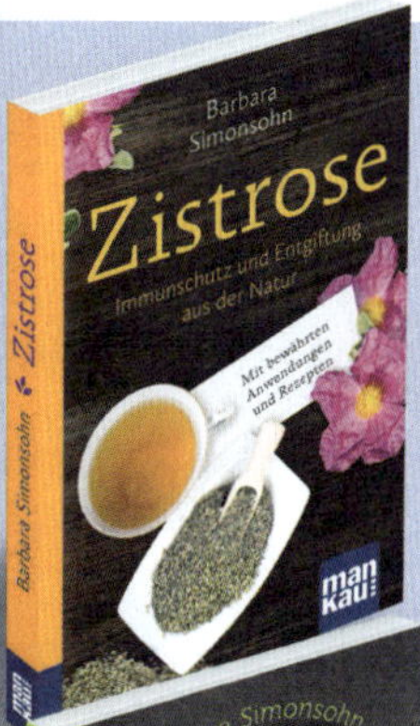

Barbara Simonsohn

ZISTROSE

Immunschutz und Entgiftung aus der Natur. Mit bewährten Anwendungen und Rezepten

9,99 € (D) / 10,30 € (A), ISBN 978-3-86374-611-7
Klappenbroschur, durchgehend farbig, 126 Seiten

Schon in der Antike wurde die Zistrose als Hausmittel geschätzt, zur Wundheilung sowie gegen Grippe und Erkältungen eingesetzt. Aktuelle Studien zeigen, dass sie bei Viren und Bakterien hilft, vor Entzündungen schützt und Schwermetalle ausleitet. Aber sie kann noch Einiges mehr – und bewährt sich sogar als Schönheitsmittel.

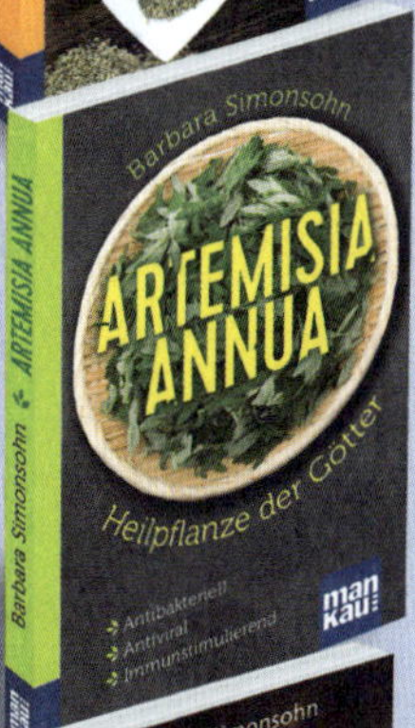

Barbara Simonsohn

ARTEMISIA ANNUA – HEILPFLANZE DER GÖTTER

Antibakteriell – Antiviral – Immunstimulierend

8,99 € (D) / 9,20 € (A), ISBN 978-3-86374-474-8
Klappenbroschur, durchgehend farbig, 127 Seiten

Bevor 2015 der Nobelpreis für Medizin an die chinesische Pharmakologin Tu Youyou verliehen wurde, hatten wahrscheinlich nur wenige überhaupt etwas von „Artemisia annua" – dem Einjährigen Beifuß – gehört. Neueste Studien deuten jetzt sogar darauf hin, dass das „Kronjuwel aus der Schatzkammer der TCM" nicht nur gegen Malaria hilft, sondern auch bei Diabetes, Krebs, HIV-Infektion und sogar Covid-19 vielversprechende Wirkungen zeigt...

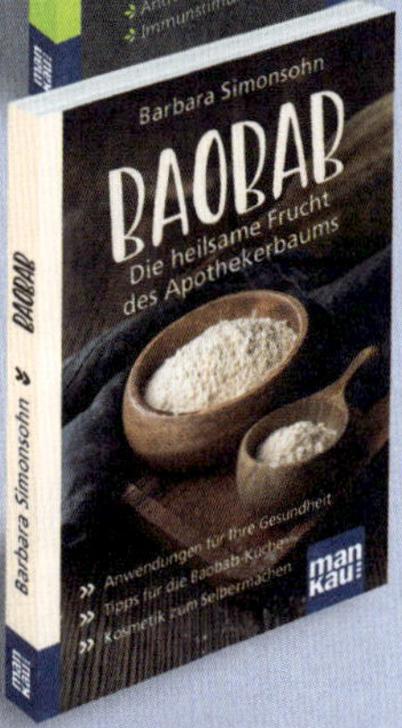

Barbara Simonsohn

BAOBAB

Die heilsame Frucht des Apothekerbaums

9,99 € (D) / 10,30 € (A), ISBN 978-3-86374-614-8
Klappenbroschur, durchgehend farbig, 127 Seiten

Afrika ist nicht nur die Wiege der Menschheit, sondern auch Heimat des vielleicht ungewöhnlichsten Baums der Welt: des Baobab. Der skurril aussehende „Affenbrotbaum" mit seinen wurzelähnlichen, himmelwärts gereckten Zweigen und seinem massigen zerklüfteten Stamm ist ein wahres Nährstoff-Juwel. In seinen riesigen Früchten stecken mehr Antioxidanzien als in jeder anderen Frucht, eine Fülle an Mineralstoffen, Eiweiß mit optimalem Aminosäurenprofil, lösliche und unlösliche Ballaststoffe in perfekter Balance und reichlich Polyphenole, die Alleskönner für unsere Gesundheit.

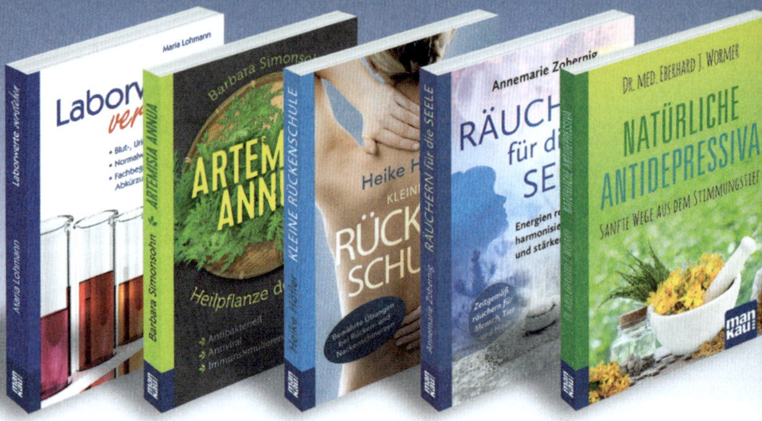

Maria Lohmann
Laborwerte verstehen
Barbara Simonsohn
ARTEMISIA ANNUA
KLEINE RÜCKENSCHULE
Heike Höfler
RÄUCHERN für die SEELE
Annemarie Zobernig
DR. MED. EBERHARD J. WORMER
NATÜRLICHE ANTIDEPRESSIVA
SANFTE WEGE AUS DEM STIMMUNGSTIEF
mankau